公衆衛生看護学テキスト①

公衆衛生看護学原論

第2版

責任編集 麻原きよみ　編集 佐伯和子　岡本玲子　荒木田美香子

JN003046

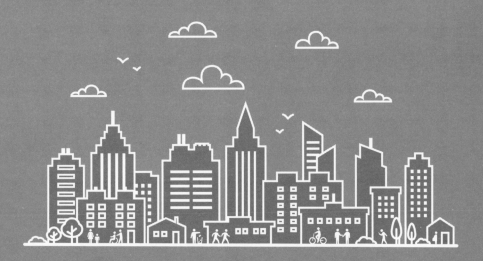

医歯薬出版株式会社

＜執筆者一覧＞
●責任編集
麻原きよみ　　　　聖路加国際大学大学院看護学研究科　教授
　（あさはら）

●編集
佐伯和子　　　　　富山県立大学看護学部　教授，北海道大学　名誉教授
　（さえきかずこ）
岡本玲子　　　　　大阪大学大学院医学系研究科　教授
　（おかもとれいこ）
荒木田美香子　　　川崎市立看護短期大学　教授
　（あらきだみかこ）

●執筆（50 音順）
麻原きよみ　　　　責任編集に同じ
　（あさはら）
有本　梓　　　　　横浜市立大学大学院医学研究科　准教授
　（ありもと　あずさ）
大森純子　　　　　東北大学大学院医学系研究科　教授
　（おおもりじゅんこ）
岡本玲子　　　　　編集に同じ
　（おかもとれいこ）
小野若菜子　　　　聖路加国際大学大学院看護学研究科　准教授
　（おのわかなこ）
北宮千秋　　　　　弘前大学大学院保健学研究科　教授
　（きたみやちあき）
小林真朝　　　　　聖路加国際大学大学院看護学研究科　准教授
　（こばやしまあさ）
嶋津多恵子　　　　国際医療福祉大学大学院医療福祉学研究科　教授
　（しまづたえこ）
永田智子　　　　　慶應義塾大学看護医療学部　教授
　（ながたさとこ）

はじめに

「すべての人に健康を　Health for All」（WHO，1978年）は，充実した日々の暮らしを送りたいという誰もが願うことを実現しようとする公衆衛生の目的である．充実した日々の暮らしとは，健やかであること，安寧であること，挑戦的であること，創造的であることなど，人によってさまざまである．自分の望む日々の生活や人生を送るためには，個人の努力と社会環境が重要であり，保健師は看護職として個人の QOL の向上と安心で安全な地域社会の構築に寄与している．

人びとの健康は社会のありように大きく影響される．現代社会は，グローバル化，情報化，少子高齢化が進行し，その変化のスピードは急速である．経済活動のグローバル化は社会格差をもたらし，さらには健康格差の拡大につながっている．虐待や家庭内暴力などの問題が顕在化し，高い自殺率が続いている．地域社会においては，人と人のつながりが希薄になり，子育てや介護予防などにおける支え合いを通したソーシャル・キャピタルの醸成が課題となっている．

保健師の活動は，母子保健や成人保健で培ってきた健康増進や疾病予防はもとより，介護保険や障害福祉など福祉分野にも拡大している．これらの活動は，保健医療福祉の包括的な活動であり，関係職種や関係機関との協働，市民参加，政策的な連携など，医学的なアプローチだけでなく社会科学的なアプローチがなされるようになった．また，感染症対策中心の公衆衛生から，政策や地域開発を包含するヘルスプロモーションへと転換がもたらされた．さらに阪神淡路大震災，東日本大震災などにおいては，地域に密着した保健師の活動が大きく評価された．そして，新型コロナウイルス感染症のパンデミックにおいて，第一線で公衆衛生活動を行う保健師が大きくクローズアップされた．

このような急速な社会的な変化に伴う多様な社会のニーズに対応できる保健師には，専門的な知識・技術を基盤としたすぐれた判断力と保健師としての哲学にもとづく実践の遂行が求められる．

本シリーズ（全4巻）は，編集の基本方針として，「保健師とは何か」，つまり，保健師の本質をとらえたうえで多様な活動を実践できる保健師の育成を意図している．本質とは，公衆衛生看護の倫理であり，保健師のフィロソフィー（哲学）である．保健師としてのアイデンティティ形成の最も基盤になるものである．第1に，直接的な個人へのケアを行いながら健康な地域づくりや施策化を行うことができる看護実践者として保健師を位置づけた．第2に，保健師活動におけるものの見方や考え方は公衆衛生看護学が基盤となることから，本シリーズでは活動（保健師活動）と学問（公衆衛生看護学）を明確に区別した．第3に，理念（理論）と技術（実践）の系統化を試み理論と実践の融合をめざした．保健師にとって技術は重要なものであるからこそ，技術を活用して保健師活動を行うには，理念である公衆衛生看護を具備することが必要である．以上のことをふまえて公衆衛生看護を深く学ぶことを目的としている．

また，本シリーズは，2022（令和4）年，28単位から31単位に改正された指定規則の保健師教育課程の内容に対応している．

本シリーズの構成は以下のとおりである．
・第1巻「公衆衛生看護学原論」
・第2巻「公衆衛生看護の方法と技術」
・第3巻「公衆衛生看護活動Ⅰ」
・第4巻「公衆衛生看護活動Ⅱ　学校保健・産業保健」

　第1巻は，公衆衛生看護の基盤となる内容である．本書は，専門職の道徳的側面を重視している．専門職の実践とは専門的知識と技術だけでなく道徳的態度を統合したものととらえ，第1章で専門職のあり方と公衆衛生看護の定義を，第3章で公衆衛生看護の倫理について述べた．第1章ではさらに，公衆衛生看護の基盤となる基本理念・関連する理論・概念を選定して定義し，整理を試みた．第3章では公衆衛生看護の倫理を定義し，日常実践にみられる倫理的課題から公衆衛生看護とは何か，専門職はどうあるべきかという公衆衛生看護の本質にかかわる問いについて考え，倫理的実践のための方法を知ることができる内容とした．

　公衆衛生看護の対象は，個人・家族だけではなく，地域や社会など集団を対象とする．第2章では，その類似概念について定義・整理した．また，健康の社会的決定要因と健康の環境的決定要因を章立てすることで，公衆衛生看護の対象の多様性とこれらの重要性を示し，特に環境的側面を取り上げたのは本書の特徴である．

　第4章は公衆衛生看護の歴史である．公衆衛生看護の理解のためにはその成り立ちが重要であり，それを知ることで将来のあり方を探ることができる．第5章では，公衆衛生看護管理の内容を質保証の観点からとらえ，公衆衛生看護のマネジメントと公衆衛生看護におけるエビデンスの活用の内容とした．第6章では海外における公衆衛生看護活動の内容として，日本と諸外国の公衆衛生看護の共通点と違いが理解できるようにした．

　本書は，公衆衛生看護の基盤になる内容である．保健師学生だけでなく公衆衛生看護の実践者にもぜひ活用してほしい．

2021年12月

編者一同

CONTENTS

第4章　公衆衛生看護の歴史

（小野若菜子）

第5章　公衆衛生看護の質保証

第6章　海外における公衆衛生看護活動

装丁・本文デザイン：田端鉄平

第1章 公衆衛生看護とは

　本書は，公衆衛生看護学に関する基礎的な内容で構成されるが，併せて公衆衛生看護学を学び，「保健師」という国家免許をもつ専門職に必要なものは何かについて述べる（**表1-1**）.

　国家資格である保健師は，公衆衛生看護に関する専門的知識・技術をもち，人々のために奉仕する専門職として免許が与えられ，保健師としての自律した実践を許されているのであり，それは社会との契約でもある．専門職である保健師は，社会に貢献するという社会的役割があり，健康という社会的に価値のあるサービスを提供し，人々の基本的人権を守ることで社会に貢献している.

　本書では，専門職の実践とは，「専門的知識・技術だけでなく，道徳的態度が統合されたもの」とし，とりわけ専門職における道徳的（倫理的）側面を重視する立場をとる.

1. 専門職としての保健師

1）プロフェッショナリズム（Professionalism）：専門職としての実践のあり方

　プロフェッショナリズムは「プロ意識，職人気質」（大辞泉）とされるが，価値観や姿勢，行動様式，社会的プロセスなど多様な定義があり，共有されたものはない．ここでは，プロフェッショナリズムを専門職としての知識や技術，価値観や意識，態度が表現される「専門職としての実践のあり方」と定義し，実践において行為として表現されるものとする.

表1-1 専門職としての要件[1,2]

・特定の技術，能力，規範にかかわる学問基盤をもっている
・その職業のメンバーは，基礎となる一般教養の上に専門的な教育を受ける
・特定の専門的なサービスを提供する
・自律性をもって意思決定し実践する
・専門職組織をもっている
・倫理綱領を示す

表 1-2 プロフェッショナリズムの原則[3]

・患者（対象となる人々）の利益の優先：患者（対象となる人々）の利益を何よりも優先し，市場・社会・管理者からの圧力に屈してはならない
・患者（対象となる人々）の自律：患者（対象となる人々）の自律を尊重し，治療やケアについて説明を受けたうえで決定できるようにエンパワメントしなければならない
・社会的公正：保健医療を公平に分配するために，保健医療における差別を積極的に是正しなければならない（社会的責任）

（筆者訳および要約，一部加筆）

　米国・欧州の内科 3 学会が共同で作成した「新ミレニアムにおける医療プロフェッショナリズム：医師憲章」ではプロフェッショナリズムの原則[3]をあげており（表 1-2），これらは専門職としての保健師にも当てはまる原則である．
　地域社会や組織全体を対象とする保健師にとっては，とりわけ社会的公正（social justice：19 頁参照）は保健師の実践の具体的な方向性を示す重要な原則である．社会を対象とした保健師の責務は，特に災害時や感染症パンデミックなど国家の非常事態において重要となる．

2) 専門職の実践：専門的知識・技術と道徳的態度の統合

　プロフェッショナリズムの定義には共通の構成要素がみられる．それらは大きく，共通の専門的知識・技術といったサイエンスの側面と誠実性や共感，思いやり，人間性や利他性（自分よりも他者の利益になるように諮ること）といった道徳的な側面である[4-6]．
　保健師は保健医療の専門職として，よりよいサービスを提供するために科学的エビデンスにもとづく有効な活動やケアを行うべきであり，専門職として日々研鑽し，最新の知識・技術の習得に努めなければならない．しかし，それだけでは専門職の実践ではない．誠実性や共感，思いやり，人間性や利他性といった道徳的側面が不可欠である．最も重要なのは「支援する対象者を同じ人間として尊重する」ことである．Gastmans[7] は，これを「看護実践の徳*1 の側面であり，看護者としてどうあるべきかを示す『道徳的態度』」としている．そして，このような専門職の人間性を示す技がアートと呼ばれる．専門的知識・技術にもとづく実践と道徳的態度が統合されたものが専門職の実践である（図 1-1）．卓越した専門的知識・技術にもとづく実践を対象者のために，対象者を尊重して行うことである．
　コラム①のように，市長を助けるために女人禁制の土俵にとっさに駆け上がった看護師は，人命第一という道徳的価値にもとづき[8]，他者（市長）のために，専門的な知識・技術にもとづき適切な対応を行った．コラム②では，不条理な不幸ばかり背負う家族について，保健師は家族の思いに沿って家族のために支援に専心しており，対象となる家族の利益を優先し，誠実に対応する道徳的態度が示されてい

---

*1 倫理の徳の側面である．徳とは人の内面に備わった特質や性格．

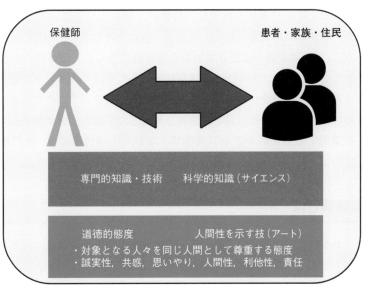

図 1-1　専門職の実践のあり方：2つの側面の統合

コラム❶　「下りなさい」相撲協会員，口頭でも直接指示　心臓マッサージの女性は
看護師「いたたまれず，とっさに…」

　地方都市で行われた大相撲春巡業で，あいさつ中に突然倒れた市長の救命措置で看護師が駆け上がり，心臓マッサージを行った．その時，日本相撲協会側が土俵を下りるよう求めるアナウンスを流した．関係者によると，看護師は「市長が倒れ，いたたまれずに，とっさに土俵に上がった」と話しており，上がる際には「上がっていいですか」と，周囲に声をかけていたという．市長は搬送後，くも膜下出血と診断．命に別条なく，約1カ月の入院が必要という．

（産経新聞　2018年4月5日　https://www.sankei.com/west/news/180405/wst1804050096-n1.html より）

コラム❷　保健師駆け出し時代，最初に出会い，最も援助に苦慮し，最もひたむきな
気持ちで関与した家族

　その家族は，精神疾患から妄想と暴力があり入退院を繰り返す長男（40歳代），身体障害と知的障害を合併した重複障害者である2人の弟と母親（芳江さん）である．しかし，芳江さんは筋萎縮性側索硬化症（ALS）と診断されてしまう．保健師は，長男を退院させたい精神科病院と家族の狭間で，地域サービスが十分でないなかで母親の在宅ケアの整備に苦慮する．そして保健師とのかかわりの2年後，母親は64歳の人生を閉じる．

　宮本は，著書のなかでその母親についてこう語る．

　「彼女の人生は苦労の連続だった．動かなくなる体で……無力さを突きつけられただけではないか．私は，彼女の話を聞くことしかできなかった．彼女の来し方とその最期を思い浮かべるときいまだに落涙せずにいられない．……彼女の人生は何のためにあったのか……彼女が生きていたこと，背負いきれない不条理をその小さな体に背負って，六四年の人生を確かに生きていたことを証言すること，それが彼女に関与させていただいた者にできるせめてもの感謝のしるしである．」

（宮本ふみ：無名の語り　保健師が「家族」に出会う12の物語. 医学書院, 2006, pp155-183.）

る．そして，母親が不治の病に侵され，息子たちを残して亡くなったことについて，保健師は母親を「彼女」と書き，彼女の苦しみとその思い，そして人生を汲み取り，「母親が確かに生きていたことを証言することが母親への感謝の気持ちを表すことである」とする．これは保健師としてではなく共に一時期を生きたひとりの人間としての母親への言葉であり，ケアの本質を示すものである．

　専門的知識・技術と道徳的態度を統合した実践が，保健師としての経験のなかで職業的アイデンティティ*2 を形成していく．専門職には，専門職としての責務によって，目に見える形で実践に移す，その行動力も求められる．

3) 保健師とは

　わが国において，公衆衛生看護を実践する主な看護職は，国家免許である「保健師」である．保健師助産師看護師法において保健師は，「厚生労働大臣の免許を受けて，保健師の名称を用いて，保健指導に従事することを業とする者をいう（第2条）」とある．この定義は，名称独占であり，業務独占ではない．すなわち，保健師という名称は保健師免許がある者しか使用できないが，保健指導は医師や栄養士

表 1-3　就業場所にみた就業保健師数（実人員・構成割合）

就業場所	2010（平成22）年	2012（平成24）年	2014（平成26）年	2016（平成28）年	2018（平成30）年
保健所	7,132(15.8)	7,457(15.8)	7,266(15.0)	7,829(15.3)	8,100(15.3)
市町村	25,501(56.6)	26,538(56.1)	27,234(56.2)	28,509(55.6)	29,666(56.0)
病院	2,791(6.2)	3,019(6.4)	3,075(6.3)	3,271(6.4)	3,307(6.2)
診療所	1,498(3.3)	1,661(3.5)	1,757(3.6)	1,930(3.8)	2,003(3.8)
助産所	1(0.002)	1(0.0)	1(0.0)	2(0.0)	1(0.0)
介護保険施設など注1)	447(1)	379(0.8)	460(0.9)	1,027(2.0)	1,336(2.5)
訪問看護ステーション	268(0.6)	250(0.5)	275(0.6)	315(0.6)	259(0.5)
社会福祉施設	417(0.9)	409(0.9)	490(1.0)	412(0.8)	421(0.8)
事業所	3,532(7.8)	4,119(8.7)	4,037(8.3)	3,079(6.0)	3,349(6.3)
看護師など学校・養成所または研究機関	1,074(2.4)	1,119(2.4)	1,210(2.5)	1,188(2.3)	1,148(2.2)
その他	2,367(5.3)	2,327(4.9)	2,647(5.5)	2,343(4.6)	3,365(6.4)
計	45,028(100)	47,279(100)	48,452(100)	51,280(100)	52,955(100)

（厚生労働省：衛生行政報告例（就業医療関係者）の概況．より）
注1)：「介護保険施設など」とは，「介護老人保健施設」，「指定介護老人福祉施設」，「居宅サービス事業所」および「居宅介護支援事業所」をいう．

---

*2 職業と自己一体意識．保健師であるという職業に対する意識．自らの思考や行動に結びつく．

などほかの職種でも実施可能である．ここでいう「保健指導」には，健康診断後や健康相談時の栄養相談，生活指導などの狭義（狭い意味）の保健指導と，対象となる人々の健康と安寧を目的とした多様な保健師の活動全般を示す広義の保健指導がある．日本看護協会保健師職能委員会は，保健師の行う保健指導を「保健師活動の総体（すべて）である」と定義している．

保健師の就業場所は，保健所と市町村の自治体で7割以上を占め，次いで病院である（**表1-3**）．自治体[*3]に所属する保健師は，「住民の福祉の増進を図ることを基本として，地域における行政を自主的かつ総合的に実施する役割を広く担う（地方自治法第1条の2）」自治体の職員であり，「全体の奉仕者として公共の利益のために勤務し，且つ，職務の遂行に当たっては全力を挙げてこれに専念しなければならない（地方公務員法第30条）」公的な責任を負っている．地域における保健師の保健活動については，2013年に厚生労働省から「地域における保健師の保健活動に関する指針」が通知として出されている（資料①：159頁）．

2. 公衆衛生看護とは

1）公衆衛生とは

公衆衛生は公衆衛生看護の基盤となる学問である．その公衆衛生とは何か．

健康は基本的人権である．世界保健機関（WHO）憲章では，健康の定義に続き，「最高の健康水準を享受することは，人種，宗教，政治的信条，経済状態のいかんを問わず，すべての人間の基本的な権利である」としている．また，1978年，アルマ・アタ（現カザフスタン共和国アルマティ）で行われたWHOのプライマリ・ヘルスケアに関する国際会議では，「健康は人間の基本的権利であり，政治的・社会的・経済的な理由で格差が生じてはならない」としている（コラム③参照）．

基本的人権である健康を守るのは社会としての国の責任である．また，健康は個々人だけで保持・増進できるものではなく，人々が健康であるためには社会として保健医療福祉制度や環境を整える必要がある．このように，基本的人権としての健康を守るための社会としての組織的取り組みが公衆衛生である．

米国医学研究所（Institute of Medicine；IOM）[9,10]は，「公衆衛生とは，すべての人々の健康の保持・増進を目的とし，人々が健康である条件を保証するために社会として組織的に行うものである」としている．わが国では，日本国憲法第25条において「すべて国民は，健康で文化的な最低限度の生活を営む権利を有する」「国は，すべての生活部面について，社会福祉，社会保障及び公衆衛生の向上及び増進に努めなければならない」とし，公衆衛生に関する国の責任が明記されている．

[*3] 都道府県や市町村といった地方公共団体

コラム❸ プライマリ・ヘルスケア（アルマ・アタ宣言，1978年）

　プライマリ・ヘルスケアとは，科学的に有効で社会的に受け入れられる実際的な手段と技術にもとづいた，欠くことのできないヘルスケア（health care）である．これは自助と自決の精神に則り，地域社会（community）または国家が開発の程度に応じて負担可能な費用の範囲内で，地域社会の個人や家族の全面的な参加があってはじめて広く受け入れられるものである．プライマリ・ヘルスケアは国家の保健システムの中心的機能であり主要課題であって，地域社会の総合的な社会経済開発の一部でもある．プライマリ・ヘルスケアは国家の保健システムと個人，家族，地域社会が最初に接するレベルであり，人々が生活し，働く場になるべく近接してヘルスケアを提供する継続的なヘルスケア過程の第一段階と位置づけられる．

　プライマリ・ヘルスケアの原則
　　　　　　　　　Leo A. Kaprio：ヨーロッパにおけるプライマリ・ヘルスケア※
　1．住民のニードにもとづくもので，住民が利用しやすいものでなくてはならない
　2．ヘルスケアの計画および実施に住民が参加しなければならない
　3．利用可能な資源を最大限に使用しなければならない
　4．プライマリ・ヘルスケアを包括的な保健医療システムのなかに位置づけなければならない（各部署と連携・協調し，統合したサービスを提供しなければならない）

（※丸地信弘・編：保健活動〈見直し〉の理論と実際 「活動の場」の提案. 医学書院，1981, pp181-210.）

コラム❹ Winslowによる公衆衛生の定義

　公衆衛生とは，環境衛生の改善，伝染病の予防，個人衛生の原則についての個人の教育，疾病の早期診断と治療のための医療と看護サービスの組織化，およびすべての人々に，健康保持のための適切な生活水準を保障する社会制度の発展のために，共同社会の組織的な努力を通じて疾病を予防し，寿命を延伸し，肉体的・精神的健康の能率の増進を図る科学（学問）であり，技術である．

（Winslow, C-E. A. : The Untilled Fields of Public Health. Science, 51(1306) : 23-33, 1920.）

　一方，Winslowは「公衆衛生は科学（学問）であり，技術である」と公衆衛生を具体的に定義している（コラム④参照）．

2）公衆衛生看護とは

（1）定義と目的

　公衆衛生看護とは，公衆衛生学および看護学を基盤とした知識，技術を用いて，社会で生活する人々（集団）の健康の保持・増進と安寧という目的を達成するために行われる看護である．その活動が公衆衛生看護活動あるいは実践であり，知識の基盤となる学問が公衆衛生看護学である．国の責任において行われる公衆衛生の活動である公衆衛生看護を実践する保健師などは，自治体や事業所，学校などの組織の一員として，ほかの職員と共に公衆衛生看護活動を実施する．

(2) 社会に働きかける看護

公衆衛生看護は，人々の健康のために社会に働きかける看護であるところが特徴である．WHOのヘルスプロモーション会議では，2005年のバンコク憲章において1986年のオタワ憲章で示されたヘルスプロモーションの定義に「健康の社会的決定要因」が加わった．また，それに対する社会，すなわち国（政府）の責任を示す5つの活動が示され（コラム⑤参照），その後のヘルスプロモーション会議など[4]においても強調されている．健康の社会的決定要因には，社会的排除，失業，ストレスの多い環境などがある（第2章2．健康の社会的決定要因：55頁参照）．

グローバル社会の現代においては，容易に新型感染症が世界的流行（パンデミック）になる．また，地球の裏側でおきた銀行の倒産が一般家庭の生活に影響を及ぼすことも珍しいことではない．世界的な経済不況を発端として企業業績が悪化し，家庭の稼ぎ手の失業につながり，家計を圧迫し日々の食卓を直撃するようなことである．

わが国は高齢化に加えて正規・非正規雇用といった労働市場の二極化が進み，経済格差とそれによる健康の不平等（健康格差）が拡大している．失業していれば栄養価の高い食生活を維持することはむずかしくなるだろうし，長時間労働で過度なストレス下にあれば，規則正しい生活を送ることはできない．また，市民が安全な食品を購入するためには，添加物などの基準の設定とそれにもとづく流通規制の仕組みがなければならない．一個人の健康課題は，もはやその人だけの責任では解決し得ないものとなっている．

公衆衛生看護が実際に展開される自治体や学校，会社・事業所などにおいて，社会的決定要因に働きかける活動が必要となる．社会に働きかける公衆衛生看護は，個別の看護ケアとは異なる社会へ働きかける方法・技術があり，コミュニティ・アセスメント，事業化・施策化などによって社会を支援している．

(3) 個別ケアをしながら社会の健康づくりを行う

公衆衛生看護は，公衆衛生学を基盤として，社会で生活する人々（集団）の健康増進を図る一方で，看護学を基盤に個別支援を行うものであり，個別ケアをしながら社会の健康づくりを行うという看護の特徴がある．個別ケアと社会の健康づくりは別々に行われるものではなく，個別ケアから社会の健康課題を見出して働きかけることもあれば，社会に制度・サービスなどを整備することで個別事例のケアに還元するなど，両者は連動している．

3) 公衆衛生看護と予防

公衆衛生や公衆衛生看護の定義および目的に「疾病の予防」をあげる場合が多

---

[4] 2008年の「健康の社会的決定要因に関する委員会　最終報告書」，2011年の「健康の社会的決定要因に関する世界会議」など

| コラム❺ | WHO ヘルスプロモーションの定義と活動，健康の社会的決定要因 |

◆ヘルスプロモーション（オタワ憲章，1986 年）の定義と 5 つの活動

　ヘルスプロモーションとは，人々が自らの健康をコントロールし，改善できるようにするプロセスである．身体的，精神的，社会的に完全に良好な状態に到達するためには，個人や集団が望みを確認・実現し，ニーズを満たし，環境を改善し，環境に対処できなければならない．それゆえ健康は，生きる目的ではなく，毎日の生活の資源である．健康は身体的な能力であると同時に，社会的・個人的資源であることを強調する積極的な概念なのである．それゆえヘルスプロモーションは，保健部門だけの責任にとどまらず，健康的なライフスタイルを超えて，ウェルビーイングにかかわるものである．

〈ヘルスプロモーション活動の方法〉
　1．健康的な公共政策づくり
　2．健康を支援する環境づくり
　3．地域活動の強化
　4．個人技術の開発
　5．保健医療の方向転換

◆バンコク憲章（Bangkok charter for Health Promotion, 2005 年）の定義と 5 つの活動
　introduction の一部
　Health promotion is the process of enabling people to increase control over their health and its determinants, and thereby improve their health. It is a core function of public health and contributes to the work of tackling communicable and non communicable diseases and other threats to health.

　（下線部訳）ヘルスプロモーションとは，人々の健康と健康の決定要因をコントロールすることによって健康を改善できるようにするプロセスである．

〈健康の社会的決定要因〉
　・社会的排除
　・失業
　・ストレスの多い環境
　・ソーシャルサポート　など

（Wilkinson, R., Marmot, M.：The solid facts：social determinants of health. WHO regional office for Europe. Denmark, 2003.）

〈ヘルスプロモーションに不可欠な活動〉
　1．アドボケイト（advocate）：人権と連帯にもとづいて健康を積極的に支援する
　2．投資（invest）：健康の決定要因に焦点を当てた持続的な政策，活動，そしてインフラに投資する
　3．能力形成（build capacity）：政策形成，リーダーシップ，ヘルスプロモーションの実践，知識の移転や研究，そしてヘルスリテラシーのための能力を形成する
　4．規制と法制定（regulate and legislate）：すべての人々の健康とウェルビーイングを達成するために，有害なものから高度に保護し，平等な機会を保障するための規制と法律を制定する
　5．パートナーと提携すること（partner and build alliances）：持続的な活動をつくりだすために，公的組織，民間組織，非政府組織や国際組織，そして市民社会とパートナーになり提携する

い．また，WHO の 0 次（primordial）予防・1 次予防・2 次予防・3 次予防のレベル[11]（コラム⑥参照）のうち，公衆衛生・公衆衛生看護は 0 次予防・1 次予防・2 次予防に焦点を当てるべきとする考え方もある．

　これは，保健師はいかなる状況下でも 0 次予防・1 次予防・2 次予防を優先するということではない．これらの予防のレベルは相互に関連している．保健師の場合，むしろ目の前の困っている人々への個別の対応（3 次予防）から，0 次予防，1 次予防，2 次予防を行うことも多く，それは保健師活動の特徴といえる．

　たとえば保健師が，受け持ち地区に生活に困窮する老々介護の家族が多いことに気づいたとしよう．このようなとき保健師は人々が介護サービスを利用できるように個別に対応するだけでなく，家族のための家事援助など，既存の制度では援助できないサービスを自治体独自のサービスとして制度化したり，地区の民生委員に見守りの強化を依頼したりするかもしれない．

　この保健師のかかわりは，要介護高齢者の障害の悪化予防（3 次予防）を行いながら，同時に対象地域の 0 次予防・1 次予防を行っていることになる．

　予防のレベルは，疾病を中心とした生物学的な健康に焦点を当てた考え方である．この考え方からすると，疾病は予防できるものであり，疾病の進展や悪化も予防できる前提である．しかし，原因不明で予後不良な難病の場合はこれに当てはまらない．公衆衛生看護の目的は人々の健康（その人なりの健やかな状態）の保持・増進と安寧であり，疾病に罹患する・しないのみで健康をとらえるものではないことに注意が必要である．

コラム⑥　予防のレベル（WHO，2006 年）

　WHO の予防のレベルは 4 つであり，それぞれのレベルで，疾病の出現あるいは悪化を最小限にするための疾病に関連するさまざまな要因や条件に対応する対策が示されている．比較的に，0 次予防や 1 次予防は集団全体が対象となり，2 次予防や 3 次予防はすでに疾病の兆候や症状をもつ人々が対象となる．各レベルは共通するところもあり，相補的にかかわっている．

(1) 0 次予防：疾病になるリスクを高めることが知られている社会的，経済的，文化的要因の発生とその定着を防ぐこと
　　例）大気汚染（温室効果ガス，光化学スモッグなど）の予防のため工業地域と居住地域を分ける対策，公共交通機関や徒歩・自転車などの推奨の対策，たばこの税金や価格を上げる対策など

(2) 1 次予防：原因やリスクファクターをコントロールすることによって疾病の発生を予防すること
　　例）公共施設内の禁煙や分煙を促進するための対策，禁煙プログラム，予防接種など

(3) 2 次予防：早期発見・治療によって，疾病が重篤な状態に進行するのを防ぐこと
　　例）健康診査，がん検診など

(4) 3 次予防：疾病の進行を遅らせたり，合併症を減少させたりすること．損傷や障害を減少し，心の苦しみを和らげ，疾病と共存しつつ生活できるよう支援することが含まれる
　　例）治療やリハビリテーション，福祉施策の整備など

4）公衆衛生看護と地域看護

　　地域看護をここでは，「地域で生活や活動する人々を対象とし，地域で行われる看護」と定義し，具体的には施設内看護と区別する．ここでは地域（コミュニティ）を，①共通した地理的，物理的，社会的あるいは文化的環境，②①に所属し，なんらかの共通の営み（生活や仕事や学習などの活動）をする人々，および③その生活に必要な社会資源で構成されるものとする．A 町であれば，A 町という地理的な行政区，そこに居住する住民，住民生活に必要な医療施設や制度などの社会資源ということになる．都市や過疎地，離島をイメージすれば地域によって特徴が異なることがわかるであろう．また日本で暮らす中国人やブラジル人などの外国人コミュニティもある．近年では，SNS（ソーシャル・ネットワーキング・サービス）（コラム⑦参照）など，インターネット・コミュニティと呼ばれる人々のつながりもある．これらも地域看護実践のターゲットとして考慮すべきコミュニティとなってきている．

　　地域看護は，実践する看護職の活動の場（所属組織），対象，看護職の特徴から，主に行政，産業，学校，在宅の 4 つの活動領域に分けられる（**表 1-4**）．地域看護の活動領域としての行政は，保健所，市区町村保健センターなど行政機関に所属する保健師などによって，住民を対象として行われる活動である．産業領域では，企業や事業所に所属する保健師・看護師によって，労働者を対象として活動が行われる．学校領域では，小・中・高等学校，大学などに所属する養護教諭や保健師によって，児童・生徒・学生と教職員を対象として活動が行われる．在宅領域では，訪問看護ステーションなどに所属する看護師などによって，在宅療養する療養者とその家族に対して活動が行われる．行政，産業，学校で行われる看護は，地域で暮

表 1-4　地域看護のおもな活動領域，所属組織，対象，看護職の特徴

活動領域	行政	産業	学校	在宅
所属組織	行政機関 保健所/市区町村保健センター　など	企業，事業所　など	学校　など	訪問看護ステーション/医療機関（外来・退院調整部門）/保健・福祉施設　など
対象	地域住民全体/構成する人々と家族・特定集団 発達段階：小児～高齢者まですべての発達段階	労働者集団全体/構成する人々と家族・特定集団 発達段階：成人期（就業年齢期）	児童・生徒・学生集団全体/構成する人々と家族・特定集団 発達段階：小児～青年期（就学年齢期）	在宅療養者とその家族/（在宅療養者が住む地域） 発達段階：小児～高齢者まですべての発達段階
看護職など	保健師（看護師・助産師）	保健師/看護師	養護教諭 保健師/看護師	看護師（保健師・助産師）

公衆衛生看護　　　　　　　　　　　　在宅看護

地域看護

コラム❼ ソーシャル・ネットワーキング・サービス（Social networking service；SNS）

ウェブサイトなどオンライン上で社会的ネットワークを構築しているのがソーシャル・ネットワーキング・サービスである．スマートフォン，コンピューターの小型端末機器の発達により，新しい形の人と人のつながりの場となっている．

らし，活動する人々（集団）を対象とする「公衆衛生看護」である．一方，「在宅看護」は個別ケアが中心となる．すなわち，地域看護は，公衆衛生看護と在宅看護とで構成されると考えることができる．

3. 公衆衛生看護の機能

1） 公衆衛生の活動方法

集団を対象とした公衆衛生の活動方法は，Winslow の公衆衛生の定義（コラム④参照）およびヘルスプロモーション（オタワ憲章）の活動（コラム⑤参照）から5つに大別される（**図1-2**）．

1つめは，対象となる人々の健康増進のために個人のスキルを向上させることである．たとえば，健康診断の事後指導や健康相談の場などで，疾病予防のための知識や具体的方法を提供し，個々人が自らの健康増進のためのスキルを高めることである．

Winslow, 1920 年	WHO ヘルスプロモーション, 1986 年
個人衛生 環境衛生 地域社会の組織的な努力 社会制度の発展	個人技術の開発 健康を支援する環境づくり 地域活動の強化 健康的な公共政策づくり 保健医療の方向転換

公衆衛生の活動方法

個人と個人を取り巻く環境に働きかける

1. 個人の健康増進のためのスキルを向上させる
2. 健康を増進するための環境をつくる
3. 人々の活動（住民活動）を活性化する
4. 保健サービスの質の向上と管理
5. 健康増進のための公共の制度・政策をつくる

図1-2 公衆衛生の活動方法

2つめは，健康を増進するための自然環境，生活および労働の環境づくりである．たとえば，職場内を禁煙あるいは分煙にすることで，受動喫煙を予防できる．

3つめは，対象となる人々の参加により健康増進のための住民活動を活性化することである．公衆衛生活動に対象集団の人々が参加することで，当事者である人々のニーズと生活に即した解決方法を見出すことができ，よりよい実践ができる．このことは地域の人々の自信（エンパワメント）につながり，人々の地域への関心を高め，人々のあいだのつながりが促進され，それらは社会資源として機能する．

4つめは，健康に関するサービスの質の向上と管理である．対象集団の人々のニーズにもとづいて，効果的なサービスが提供できるようにする．

5つめは，健康増進のための公共の制度・政策をつくることである．

プライマリ・ヘルスケアの原則として，対象集団の人々のニーズにもとづくサービスであること，対象集団の人々の参加で行われること，資源を有効活用すること，他部門との連携・協調により統合してサービスを提供することが示されており，公衆衛生活動の原則ととらえることができる（コラム③参照）．

2）公衆衛生看護の機能

（1）公衆衛生看護の3つの機能

公衆衛生看護に関する報告[12,13]から，ここでは公衆衛生看護の機能として，①健康課題を見出す，②健康課題に対応する，③社会資源をつくり公平に分配する，という3つがあげられる．**図 1-3** は，この3つの機能を構造化し，相互の関連性を示したものである．公衆衛生看護は人々（集団）が生活する社会レベルを対象とするここでは，図中の3つの大きな楕円形は対象となる地域（コミュニティ）とし，行政区，企業・事業所，学校を示している．図中の複数の小さな楕円形は特定の健康課題をもつ個人・家族，特定集団であり，それぞれは行政区あるいは企業・事業所，学校の構成員である．

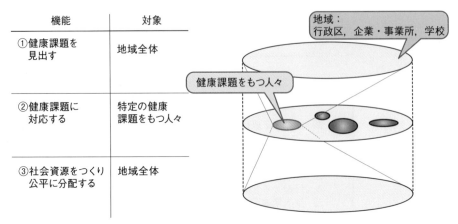

図 1-3　公衆衛生看護の3つの機能

①健康課題を見出す

　この機能は，人々（集団）が生活する社会を対象とする公衆衛生看護の特徴を示すものである．自治体や企業・事業所で働く保健師は集団を対象とするからこそ，健康課題をもつ人々を「探して・見出す」活動が必要になる．

　病院，介護施設あるいは訪問看護ステーションで働く看護師は，医療サービス（治療や看護など）を受けたいという意思があって健康保険証や介護保険証を提示し，サービス利用の契約が成立した患者や療養者と家族を対象とする．したがって，集団から医療が必要な人々を「探して・見出す」ことは一般的に必要ないだろう．従来，保健師活動の特徴を示す言葉として「掘りおこし」が使われてきた．これは，ニーズ（健康課題）がありながらサービスを利用できない，あるいはサービスを利用しない人々を見出す活動を示したものである．

　公衆衛生看護にとってこの機能は最も重要な機能である．なぜなら，人々の健康と安寧を達成できるかどうかは，対象集団の健康課題を見出し，保健医療福祉サービスを計画・提供できるかどうかにかかっているからである．

　健康課題をもつ人々とは，虐待を受けている子どもとその家族といった特定の個人・家族であったり，地区に住む精神障害者や閉じこもり高齢者といった共通の健康課題をもつ人々であったり，災害においては地域住民全体となるだろう．重要なのは，日常活動を通して日頃から対象集団の状況を把握しておくこと，および地区の自治会長や民生委員，事業所の各部署の責任者や学校の担任教師などとの関係を良好にして情報が入りやすいようにしておくこと，そしてなにより保健師自身が人々の健康に関する問題に敏感であることである．それによって地域の健康課題とそれをもつ人々を「見出す」ことが可能になる．

　顕在化した健康課題はもちろん，潜在的な健康課題を見出すことによって，対応策を講ずることが可能になり，健康問題を未然に防ぐ，あるいは早期に発見して問題を軽減する0次予防・1次予防・2次予防の対策を効率的に実施できる．

　たとえば，高齢化が進む過疎地で，今後どのような問題が生じるのかを地域のアセスメントによって予測したとする．今の医療施設だけでは将来的に不足するだろう，あるいは一人暮らしの高齢者が多いことから孤立死が増えるかもしれないなどの潜在的な健康課題が明らかとなれば，医療や介護サービスの確保や見守り体制の強化を講じるなど，最善で最大の予防対策を実施できる．

②健康課題に対応する

　この機能は，人々の健康課題に直接対応することであり，ケアや事業の実施を確実に行うことである．この機能において保健師は，看護学と公衆衛生学の専門的な知識と，相談・健康教育・訪問指導などの専門技術とを用いて直接的な支援を行うことも多く，これは個別ケアを行いながら社会の健康づくりを行う公衆衛生看護の特徴である．特に，閉じこもり高齢者や虐待が疑われる家族など，潜在的，顕在的健康問題をもつ人々に対して，契約することなく訪問できるのは保健師活動の特徴であり，強みである．

　また，個人・家族・特定集団の人々が必要とする支援や事業を確実に利用できる

ようにする．たとえば，受け持ち地区の新生児訪問を希望する母親に対して，どの母親も同じ質の新生児訪問が受けられるように，訪問を行う保健師・助産師を確保し，訪問時のアセスメント，育児に関する支援内容，社会資源の提供に関するマニュアルや手順を作成し，教育することなどもここに含まれる．

③社会資源をつくり公平に分配する

この機能は，対象集団の人々の健康と安寧のために，社会資源をつくり，公平な分配を行うことである．これは，集団を対象とする公衆衛生看護に特徴的な機能である．健康にかかわる施策や制度，事業といった社会資源をつくり，対象となる人々がこれらを公平に継続して安定的に利用できるようにするものであり，地域の人々に対して最も影響力が大きい．この機能には，新たな制度や事業をつくりだすだけでなく，日常業務のなかで把握した住民ニーズにもとづいて，既存の施策や事業を改善したり，施策化の際に，政策決定者が理解できるように働きかけたりすることも含まれる．

この機能は，「①健康課題を見出す」と「②健康課題に対応する」があってはじめて機能するものである．実際には，公衆衛生に責任がある組織として行うものであり，関係部署・関係者と協働して行われるものである．

（2）3つの機能の統合

公衆衛生看護の3つの機能は，実践における局面を示しているのであって，順序性はなく，日常実践において同時進行で行われる．たとえば，保健師が育児不安の強い母親の育児相談などに継続してかかわっているとき（機能②健康課題に対応する），母親から「子どもを連れて屋外に出て遊ぶ場がないこと」「同年代の子どもをもつ母親と話せる機会がないこと」が語られたとしよう（機能①健康課題を見出す）．そこで保健師は地区の公民館で親子ひろばの開設を計画・実施した（機能③社会資源をつくり公平に分配する）．この場合，機能①と②は同時点で行われ，また，親子ひろばの開設という事業を実施することは，地区の親子の誰もが利用できる社会資源をつくったという機能③と，それによって健康課題をもつ人々を支援する（健康課題に対応する）という機能②を同時に行ったことになる．また，機能②と③として行った活動を評価することは，地区の人々がより健康になったか，QOLが高まったか，社会資源が創出できたかを評価することになり，これは機能①を同時に行っていることになる．米国医学研究所[9,10]では，公衆衛生の中核機能は，アセスメント（assessment），保証（assurance），施策化（policy making）としており，ここで示した公衆衛生看護の3つの機能に対応する．保健師は，行政や企業・事業所，学校といった組織に所属して公衆衛生看護の知識と技術を用いて，健康の側面からこれらの3つの機能を果たしている．

4. 公衆衛生看護の基盤となる用語（基本理念・関連する理論・概念）

公衆衛生看護の実践・教育・研究において，使われることの多い用語の定義を以下に示した．これらの用語（概念）は，その意味することをメッセージとして伝えるものであり，国の政策上の理念や方針を示したり，保健師などの支援者の基盤とする考え方や姿勢を示したりするものである．それぞれの用語は，類似した内容を示す場合があるが，それはその用語が用いられるようになった歴史的背景や社会状況，提唱する団体・組織などの違いが関連している．

他職種と協働する実践において，また特定の現象についての公衆衛生看護研究などにおいて，これらの用語を用いるとき，その用語のもつ意味とメッセージを理解しておく必要がある．

ソーシャル・インクルージョン（社会的包摂）

ソーシャル・インクルージョン（social inclusion）のソーシャルは社会，インクルージョンは「含める，包含する」という意味があり，「社会的包摂」と訳される．ソーシャル・インクルージョンは社会的排除（social exclusion）の対になる用語（概念）である．

1970～1980年代のフランスをはじめとするヨーロッパ諸国は，大量製造・消費する工業化からコンピューター技術の進展，金融や新たなサービス業などへと産業構造が変化し，技術の革新によって地域や国を超えて，ヒト，モノ，カネが活発に移動し，地球規模で資本や情報のやり取りが行われるようになった（グローバリゼーション）．そのことにより，若者の失業などヒトの労働市場からの排除が問題になり，1990～2000年代になると，障害者や高齢者，ホームレスや国外からの移住者などの社会・経済格差や不平等の問題が社会的排除としてとらえられるようになった．一方で，個人の価値観やライフスタイルの変化により社会的なつながりの希薄化も表面化していた．当時，統合をめざしていたEU（ヨーロッパ連合）は，社会的排除とそれに対応する政策理念であり戦略方針を示す用語（概念）として，ソーシャル・インクルージョン（社会的包摂）をEU諸国の共通したコンセプト（政策理念）とした．

社会的排除とは，「それが行われることが普通であるとか望ましいと考えられるような諸活動への参加から排除されている個人や集団，あるいは地域の状態であり，社会的な放置，社会的な孤立，隔絶も排除という現象の表れである」とされる[14]．社会的包摂は，「貧困やホームレス状態に陥った人びと，障害や困難を有する人びと，制度の谷間にあって社会サービスの行き届かない人びとを排除し孤立させるのではなく，地域社会への参加と参画を支援し，社会の構成員として包み込むこと」とされる[15]．岩本ら[16]は，社会的包摂を実践的にとらえ，「社会的排除の状態に陥らないようにするための予防，あるいはすでに発生している社会的排除の状態を改善するために行われるさまざまな取り組み」としている．いずれにしろ，こ

の概念は社会としてのあり方を示し，人権の尊重を基盤としている．

地域共生社会

　地域共生社会はソーシャル・インクルージョンと類似した用語（概念）であり，「地域共生社会」の実現をわが国の政策理念（コンセプト）とした具体的な政策の枠組みが示されている．地域社会全体を対象とし（丸ごと），住民の地域づくりへの参加（我が事）による地域づくりであり，その構想の背景と内容は以下のとおりである（**図1-4**）[17]．

　かつてわが国では，地域の相互扶助や家族同士・職場の支え合いの機能があり，社会保障制度は，これら支え合いの機能の一部を代替する形で機能してきた．しかし，高齢化や人口減少が進み，地域の支え合いの基盤が弱まり，耕作放棄地や，空き家，商店街の空き店舗などの課題も浮き彫りになって地域社会存続の危機が顕在化している．一方で，公的支援についても，さまざまな分野の課題が絡み合って複雑化し，複合的な支援を必要とする対応が困難なケースもみられる．地域社会を構成する人々が，社会保障や産業などの領域を超えてつながり，地域社会全体を支えていくことが，これまでにも増して重要となっている．

　「地域共生社会」とは，このような社会構造の変化や人々の暮らしの変化を踏まえ，制度・分野ごとの「縦割り」や「支え手」「受け手」という関係を超えて，地域住民や地域の多様な主体が参画し，人と人，人と資源が世代や分野を超えつながることで，住民一人ひとりの暮らしと生きがい，地域を共に創っていく社会である．その方向性は「公的支援の『縦割り』から『丸ごと』へ，『我が事』・『丸ごと』

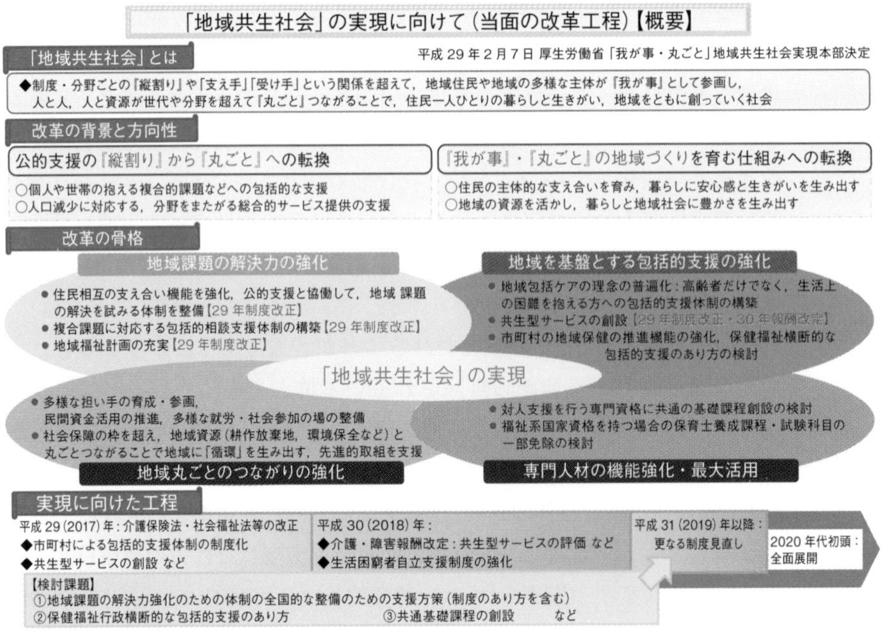

図1-4 「地域共生社会」の実現に向けて

（https://www.mhlw.go.jp/stf/seisakunitsuite/bunya/0000184346.html）

の地域づくりを育む仕組みへの変換」である．

　改革の骨子は，①地域課題の解決力の強化，②地域丸ごとのつながりの強化，③地域を基盤とする包括的支援の強化，④専門人材の機能強化・最大活用，である．

ヘルスプロモーション

　ヘルスプロモーションとは，ヘルス（health）プロモーション（promotion）であり，直訳すると健康増進であるが，WHO のヘルスプロモーションの定義は人々の主体性と政策理念を示すものである．

　1986 年の WHO のオタワ憲章では，ヘルスプロモーションとは，「人々が自らの健康をコントロールし，改善できるようにするプロセス」であり，「身体的，精神的，社会的に完全な良好な状態に到達するためには，個人や集団が（中略）環境を改善し，環境に対処することができなければならない」とされる．つまり，ヘルスプロモーション促進のために，個人の主体的な健康づくりと，健康増進のための環境づくりという 2 つの方向性が示されている．

　2005 年のバンコク憲章では，ヘルスプロモーションの定義を「人々の健康と健康の決定要因をコントロールすることによって健康を改善できるようにするプロセスである」とし，オタワ憲章におけるヘルスプロモーションの定義に「健康の決定要因」という用語が加えられた．健康の決定要因とは，人々の健康状態に大きく関連する社会・経済・環境的な要因であり，健康の社会的決定要因（social determinants of health；SDH）と呼ばれる．人々の健康増進のために，このような社会的決定要因に対応することの必要性が示されており，特に政府の責任が強調されている．詳しくは，コラム⑤（8 頁）を参照されたい．

プライマリ・ヘルスケア

　プライマリ（primary）は「主たる，最初の，基本的な」といった意味があり，ヘルスケアは「保健医療」である．プライマリ・ヘルスケアは患者が最初に接する医療「プライマリ・ケア」とは異なるので注意が必要である．

　プライマリ・ヘルスケアは，WHO 主催によりアルマ・アタで開催された第 1 回プライマリ・ヘルスケアに関する国際会議で採択された宣言文である．これに先駆け，WHO は 1977 年の第 30 回総会において，「西暦 2000 年までに世界中のすべての人々が社会的，経済的に生産的な生活が送れるような健康水準を達成すべきである」と Health for All by the Year 2000（2000 年までにすべての人々に健康を）を宣言しており，プライマリ・ヘルスケアはこの目標を達成するための理念と位置づけられた[18,19]．

　プライマリ・ヘルスケアの内容についてはコラム③（6 頁）を参照されたい．

ノーマライゼーション

　ノーマライゼーション（normalization）は「標準化」「通常化」であり，「以前は特別であったことを平常の状態にする」という意味がある．ノーマライゼーションは，もともとは福祉分野の用語であり，1950 年代に北欧で唱えられはじめ，欧米社会で広く認知されるようになった社会理念である．ノーマライゼーションは，障害者など社会的弱者を特別視せずに，誰もが社会の一員であるとするとらえ方の

ことであり，そのために障害のある人が変わる（変える）のではなく，共に生活できるように「社会」のあり方を変え，つくりあげる必要性を示している．

わが国（厚生労働省）では，ノーマライゼーションを「障害のある人が障害のない人と同等に生活し，共にいきいきと活動できる社会をめざす」こととし，障害福祉施策の基本となる理念（考え方）として，障害者の自立と社会参加の促進などの仕組みづくりを行っている[20-22]．

この理念にもとづき，2003 年に「支援費制度」を導入し，今まで措置制度として行政がサービスの利用先や内容などを決めていたことから，障害者自らが福祉サービスを選択し利用できるようにした．2006 年には利用者本位のサービス体系，サービス利用に関する仕組みの一元化などを定めた「障害者自立支援法」が施行された（2012 年に「障害者の日常生活及び社会生活を総合的に支援するための法律（障害者総合支援法）」に改正）．2011 年には，個々の障害者などに対する支援に加え，地域社会での共生や社会的障壁の除去をはじめとした基本原則を定めた「障害者基本法の一部を改正する法律」が成立した．

パートナーシップ（Partnership）

パートナーシップは「協力関係，共同，提携」（大辞林）であり，英語の partnership も「共同，協力，提携」（リーダーズ英和辞典）である．このように，パートナーシップは複数（2 人以上）の人々との協力関係，関係のあり方を示している．保健医療専門職が市民とともに効果的な活動をするための関係のあり方に着目するものであり，高橋ら[23]，Kamei ら[24] は，パートナーシップの 7 つの構成要素として，「互いを理解する」「互いを信頼する」「互いを尊敬する」「互いの強みを出し合う」「障壁を共に乗り越える」「意思決定を共有する」「互いに成長する」を示している．

コミュニティ（地域）の健康課題を解決し，健康増進し，よりよい生活のために，コミュニティの人々と専門職のパートナーシップによって行われる研究（取り組み・活動）である CBPR（community based participate research）には，地域住民とどのように関係をつくり，どのように協働して健康な地域づくりを行うのか，保健師活動に適用できる方法が系統的に，また具体的に示されている．CBPR 研究会[25] では，地域づくりにおけるパートナーシップを「異なる立場の機関や人たちでつくられた組織の活動を通して形成される，信頼し合いそれぞれの力を活かして育ち合う関係性」としている．ここでのパートナーシップは，地域の健康課題にかかわる住民や専門職などのプロジェクトチームのイメージである．地域づくりでは，このパートナーシップをまず形成し，これが中心となって，地域の強みやダイナミクスをアセスメントし，健康課題の優先度を決め，原因への介入や政策を計画して実行し，成果をフィードバックし，周知する PDCA を回していく[26]．

基本的人権を守る

基本的人権とは，「人間が人間として当然もっている基本的な権利（大辞泉）」である．日本国憲法においては，基本的人権を保障することを理念としており（第11 条），「すべて国民は個人として尊重される」（第 13 条）．WHO は，健康は基本

的人権であるとし，基本的人権としての健康を守るための社会としての組織的取り組みが「公衆衛生」である（WHO「健康の定義」，アルマ・アタ宣言）としている．

人々の健康の保持増進と安寧をめざす保健師にとって「人々の人権を守ること，人権を尊重すること」は最も重要な使命であり責任である．保健師は実践において，対象となる人々を人として尊重すること，人の尊厳を尊重したかかわり・活動を行わなければならない．

社会的公正（Social Justice）

社会的公正の「公正（justice）」とは「公平で偏っていないこと（大辞林）」である．社会的公正は，倫理原則の Justice（公平に行うこと・平等な人々を公平に扱うこと）[27]を社会に応用したものである．この Justice は「正義」とも訳され，公正と不可分な概念であるが，そのとらえ方は，Justice 論にあるように政治哲学・思想の立場により異なっている[28]．

社会的公正は，すべての人々の幸福を目的とし，人々の人権を守るために社会に共通して必要なこと（治安や教育，保健医療など）を公平に保障するという基本的な考え方を示している．これは，すべての人々の基本的人権としての健康を守るための社会としての組織的取り組みである「公衆衛生」の基盤となる考え方である．

1984 年には WHO ヨーロッパ地域委員会が「Health for All by the Year 2000」を達成するために 38 の目標を掲げている．その 1 番目が「健康における公正（Equity in health）」であり，国家間や国家内の集団間の健康状態の差を少なくとも 25％減少すべきであるとしている．この考え方は，当時の政治的アメリカリベラリズムの Rawls の分配的正義の思想[29]（「Justice 論」参照）が影響していたと考えられる．

社会的公正は公衆衛生の最も重要な考え方のひとつであり，社会的公正が機能しないと，貧困の増大，健康課題の増加，経済格差や健康格差といった形で現れ，健康の社会的決定要因に直接かかわる．

Justice 論

人は，より幸福な生活を送ることや自由であることを求めている．しかし，それは個人で達成できるものではない．平和や治安維持，教育，医療，公衆衛生，環境改善など人々が共通して求めるものは，社会によって実現され，保証されるものである．これらを実現するための仕組みづくりが政治であり，施策が行政である．

これらの法や制度を考える際には，その社会におけるすべての人々にとっての幸福とは何か，その幸福を達成するために，社会として人々の権利や義務をどのように尊重し，所得や富を分配するのか，基盤となる考え方が必要になる．その基盤となる思想・理論・考え方が正義（justice）論であり，法や政治の哲学とされる．Justice 論にはいくつかあるが代表的なものは以下のとおりである[30-33]．

a. 功利主義（Bentham）

行為の判断基準を功利性，幸福をより増大させるか減少させるかにおくもの．社会は多くの個人から構成されているから，社会の幸福とは社会を構成する諸個人の幸福を総計したものである．社会においてはより多数の人々の幸福が最大となるよ

うにすることで社会全体の幸福を図ることができるとする（最大多数の最大幸福）.

b. リバタリアニズム（Nozick）

人間をそれぞれ別の分離した存在と考えて個人の「自由」な意思を尊重するもので，自己の体と財産に対する所有権は侵害されてはならないとする．市場経済における自由を重視し，豊かな人に課税して貧しい人に再分配する仕組みや考え方を否定する．国は治安や市場のルールを守ってくれるだけでよく，その関与は最小限にすべきとする（最小国家）.

c. リベラリズム（Rawls）

平等で公正な社会とは何かを扱う．福祉政策，再分配政策を正当化する原理．人々が生涯必要とする権利と自由，機会と権力，富や所得，自尊心などの基本善（primary goods）は社会内で適切に配分する必要があり，分配の2原理を示した．第1原理は第2原理に優先し，第2原理のうち，公正な機会均等は格差原理に優先するとされている．

第1原理：基本的自由は，すべての人が平等にもつべきものであり，社会的・経済的平等解消のために自由を制限することは許されない（平等な自由原理）.

第2原理：次の2つの条件が満たされる場合には一定の社会的・経済的不平等は許容される.

- 社会・経済的資源の獲得に有利な職業や地位に就くことができる可能性が，公正な機会の均等という条件のもとで，すべての人に開かれたものであること（公正な機会均等原理）
- 社会的・経済的不平等の存在が，社会内の最も恵まれない人々の最大限の利益となること（格差原理）

この考え方の根底には，人が豊かな生を送るためには，社会内のすべての個人が最低限度の幸福を保障されていることが不可欠であり，そのような社会の努力が必要であることが示されている．

d. コミュニタリアニズム

共通善の政治学．実際の人間は家族やコミュニティや国家などさまざまな具体的状況を負っている．自己とは，そういう背景や文脈を負った「負荷ありし自己」とする．個人には，コミュニティ（共同体）の構成員としての個別的な連帯の責務が存在する．倫理性と共同性を重視するもので，公民的美徳を促進し，道徳的な問題を公共的に討議して，さまざまな考え方について相互に尊重しつつ，道徳に関与する政治を行うとする．

保健師は法を人々の生活に適用するにあたり，このような法の基盤となる考え方について関心を向け，理解を深める必要があると考える．そのことにより，政治の動向や政権交代などに際して，政治がどのような方向に向かうのか推測できる．そして何より，保健師には政治のあり方が人々の生活にどのように影響しているかを把握し，それに対して政策に提言したり，政策に反映するような働きかけをしたりする必要があると考える．一方で，これらの考え方を理解することによって，社会

や人々の生活に関する現象のとらえ方に幅と深みを生じ，多角的理解ができるようになり，社会のあり方や方向性を考えたり，現在生じている，あるいは今後生じるであろう問題を予測し，それへの対策を考えたりすることができるようになるだろう．

●文献

1) アン・デービス，太田勝正：看護とは何か　看護の原点と看護倫理．照林社，1999，pp12-13.
2) 小西恵美子：専門職．「看護倫理　よい看護・よい看護師への道しるべ」．小西恵美子編，改訂第3版，南江堂，2021，pp76-79.
3) Project of the ABIM Foundation, ACP-ASIM Foundation, and European Federation of Internal Medicine：Medical Professionalism in the New Millennium：A Physician Charter. Annals of Internal Medicine, 136（3）：243-246, 2002.
4) 大生定義：プロフェッショナリズム総論．京府医大誌，120（6）：395-402，2011.
5) Cooper, N. et al.：ABC of Clinical Professionalism. John Wiley & Sons Limited, 2018./宮田靖志・監訳：ABC of 医療プロフェッショナリズム．羊土社，2020，pp14-119.
6) Stern, D. T.：Measuring Medical Professionalism. Oxford University Press, 2006./天野隆弘・監修：医療プロフェッショナリズムを測定する―効果的な医学教育をめざして―．慶応義塾大学出版会，2011，pp18-30.
7) Gastmans, C.：Care as a moral attitude in nursing. Nursing Ethics, 6（3）：214-223, 1999.
8) 小西恵美子：看護倫理を考える言葉．日本看護協会出版会，2018，pp52-54.
9) Institute of Medicine, Division of Health Care Services, Committee for the Study of the Future Public Health：The future of public health. The national academies press, 1988. p1.
10) Institute of Medicine of the national academies：The future of the public's health in the 21 st century. The national academies press, 2002. pp411-412.
11) WHO：Basic epidemiology. 2 nd ed, WHO, 2006./木原雅子，木原正博 監訳：WHO の標準疫学．第2版，三煌社，2008.
12) 麻原きよみ・他：厚生労働科学研究費補助金特別研究事業「保健師基礎教育における技術項目と卒業時の到達目標に関する研究」総括研究報告書．2008，pp5-9.
13) 麻原きよみ・他：保健師教育機関卒業時における技術項目と到達度．日本公衆衛生雑誌，57（3）：184-194，2010.
14) 森田洋司・他：新たなる排除にどう立ち向かうか―ソーシャル・インクルージョンの可能性と課題．学分社，2009，pp3-20.
15) 園田恭一，西村昌記：ソーシャル・インクルージョンの社会福祉　新しい〈つながり〉を求めて．ミネルヴァ書房，2010，pp23-52.
16) 岩本　萌・他：「Social Inclusion」の概念分析　社会的包摂を志向する公衆衛生看護活動の定着に向けて．第9回日本公衆衛生看護学会学術集会，2021.
17) 厚生労働省：「地域共生社会」の実現に向けて．
https://www.mhlw.go.jp/stf/seisakunitsuite/bunya/0000184346.html ［Accessed 2021.6.15］
18) WHO GENEVA：Primary Health Care International Conference on Primary Health Care Alma-Ata. USSR, 6-12 September 1978.
19) 曽根智文：プライマリヘルスケア．「公衆衛生実践キーワード　地域保健活動の今がわかる明日がみえる」．鳩野洋子・島田美喜編，医学書院，2014，pp5-7.
20) 厚生労働省：障害者の自立と社会参加を目指して．
https://www.mhlw.go.jp/bunya/shougaihoken/idea01/index.html ［Accessed 2021.6.15］
21) 厚生労働省：障害者福祉：障害者自立支援法のあらまし．https://www.mhlw.go.jp/bunya/shougaihoken/service/aramashi.html ［Accessed 2021.6.15］
22) 厚生労働省：「障害者総合支援法」制定までの経緯と概要について．
https://www.wam.go.jp/content/wamnet/pcpub/top/appContents/wamnet_shofuku_explain.html ［Accessed 2021.6.15］
23) 高橋恵子・他：市民と保健医療従事者とのパートナーシップに基づく「People-Centered Care」の概念の再構築．聖路加国際大学紀要，4：9-17，2018.
24) Kamei, T. et al.：Toward Advanced Nursing Practice along with People-Centered Care Partnership Model for Sustainable Universal Health Coverage and Universal Access to Health. Revia Latino-Americana de Enfermagem, 25（e2839）：1-10, 2017.
25) CBPR 研究会：地域保健に活かす CBPR-コミュニティ参加型の活動・実践・パートナーシップ．医歯薬出版，2010，pp5-6.
26) Israel, B.A. et al.：Methods for Community-Based Participatory Research for Health. 2nd ed, Jossey-

bass, 2014, pp11-13.

27) Beauchamp, T. L., Childress, J. F.：Principles of Biomedical Ethics. 3rd ed, Oxford University Press, 1989. ／永安幸正，立木教夫・監訳：生命医学倫理．成文堂，1997，pp307-367.

28) 小林正弥：公正社会論の思想的展開-ロールズの正義論からコミュニタリアニズムまで．「公正社会のビジョン 学際的アプローチによる理論・思想・現状分析」．水島治郎・他編，明石書店，2021，pp20-46.

29) Rawls, J.：Justice as Fairness：A Restatement. Harvard University Press, 2001.／田中成明・他訳：公正としての正義 再説．岩波書店，2007.

30) 小林正弥：サンデルの政治哲学〈正義とは何か〉．平凡社新書，2010.

31) Sandel, M. J.：Justice：What's the Right Thing To Do? Farrar, Straus and Giroux, 2009.／鬼澤　忍・訳：これからの「正義」の話をしよう 今を生き延びるための哲学．早川書房，2010.

32) Rawls, J.：A Theory of Justice. Revised ed, Harvard University Press, 1999.／川本隆史・他訳：正義論．紀伊國屋書店，2010.

33) Nozick, R.：Anarchy, State, and Utopia. Basic Book Inc, 1974.／嶋津　格・訳：アナーキー・国家・ユートピア．木鐸社，2010.

第2章 | 公衆衛生看護の対象

1. 公衆衛生看護の対象

　公衆衛生看護の対象は，地域社会としてのコミュニティと，その社会を構成する組織や集団，そこに属する家族と個人である．個人からみると，家族は最小単位の社会集団である．個人は，家族以外にも学校や職場，自治会やサークルなどのさまざまな社会集団に属している．家族は，構成員間の相互作用と，構成員個々人が属する社会集団の影響を受け，常に変化する．居住する自治体の政策，社会情勢の影響も受ける．政策や社会情勢は，人口構造の変化，気候変動や地殻変動などの自然環境や経済動向にも影響を受ける．このように公衆衛生看護の対象は，複雑性を包含し，常に変化を続ける社会である．本項では，人間の健康で安全な生活に影響を与える，社会をとらえる視点や角度について解説する．

1）対象論における今日の社会的課題

　2020年以降，新型コロナウイルス感染症（COVID-19）感染拡大をどのように収束させるか，COVID-19感染拡大が引きおこす社会的な問題にどう対処するかが世界共通の最優先課題である．わが国でも，緊急事態宣言発令が繰り返され，その都度，人と人の交流や経済活動が抑制され，健康格差が広がっている．近隣の人々との交流や学校や職場のなかで包摂されてきた，脆弱な個人や家族の命にかかわる問題が顕在化している．急速に社会構造が変化している今日，誰もが社会的排除の状態に陥りやすい状況にあるといえる．公衆衛生看護は，誰も取り残さないという包摂的な眼差しで社会全体を俯瞰し，個人や家族，集団／組織，地域社会の関係をより積極的に観察する必要がある．

　また，在宅勤務やオンライン授業の必要性から，生活全般のデジタル化が促進されている．COVID-19感染拡大は，これまで遅々として進まなかった改革的な事業を一気に推進する機会にもなった．デジタル化の推進は，職場や学校，近隣，家族のコミュニケーションや人間関係のあり方や，個人や家族の暮らし向きを変え，人々の価値観やライフスタイルにも影響を及ぼしている．公衆衛生看護には，激変する社会において取り残される個人や家族，集団／組織はないか，新たな政策介入により取りこぼされる可能性がある個人や家族，集団／組織はないか，システム思

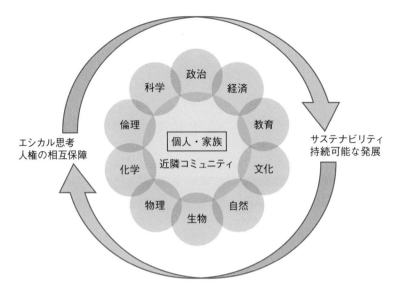

図2-1 個人・家族に影響を与える環境と今日の社会的課題

考を用いて注意深く地域社会の諸要素の相互作業を検討する力が求められる。IT技術を社会に浸透させて人々の生活をよりよくする改革「DX（Digital Transformation）」の推進においても，システム思考を活用することによって，住民とともにまちづくりのビジョンを描き，地域社会のソーシャル・デザインを設計し，未来志向の活動を計画することができる。

　わたしたちの生きる現代は，持続可能な開発目標（Sustainable Development Goals；SDGs）に表徴されるように，個人の生活上の問題を地球規模の問題としてとらえ，国際社会の課題として取り組む時代である。社会の分断が生じやすい状況において，ワクチン供給の相互支援など，世界中でCOVID-19の制圧のための協力関係も生まれている。ビジョンハッカーという概念も生まれ，若い世代を中心にSNS上で社会をよりよくするビジョンを発信し，共通の関心と価値観でコミュニティを形成することを通じて社会の価値を変える原動力となっている。新型コロナウイルスの出現が自然破壊によるものとされたこともあり，コロナ禍では「サステナビリティ」が合言葉となった。サステナビリティは，地球規模の生態系の持続可能性と，公正で倫理的な社会のあり方の両方の意味を包含する概念である。地球上の人々が互いの人権を尊重し合い，それぞれの地域社会で生活の豊かさを享受し続けられるように，人間も自然界の生態系の一部であろうとするライフスタイルが社会現象になっている。社会に貢献しようとする人々のエシカル（ethical, 倫理的）な消費行動や生産者の権利に対する考え方の変化と広がりは，経済界の価値をも変化させている（**図2-1**）。

　公衆衛生看護の探究テーマは「豊かさとは何か」である。社会は人々の諸活動によって成り立ち，変わり続ける。社会の価値が変化すると，人間の行動も変わる。人々の生活の営みが変われば，社会も変わる。生活上の問題の根源について検討す

コラム❽ 持続可能な開発目標（Sustainable Development Goals；SDGs）

　SDGs は，2001 年に策定されたミレニアム開発目標（MDGs）の後継として，2015 年 9 月の国連サミットで加盟国の全会一致で採択された「持続可能な開発のための 2030 アジェンダ」に記載された 2030 年までに持続可能でよりよい世界をめざす国際目標である．17 のゴール・169 のターゲットから構成され，地球上の「誰ひとり取り残さない（leave no one behind）」ことを誓っている．SDGs は発展途上国のみならず，先進国自身が取り組むユニバーサル（普遍的）なものであり，わが国でも環境，人権，平和をキーコンセプトに積極的に取り組んでいる（総務省）．SDGs 推進本部を設置し，国内実施と国際協力の両面で率先して取り組む体制を整えた．SDGs アクションプラン 2021 は，コロナ禍からの「よりよい復興」と新たな時代への社会変革をテーマに掲げた内容となっている．国内では地方創生の政策として，自治体の取り組みや計画においても SDGs の目標が組み込まれている．自治体や企業，教育機関など，さまざまな分野で目標が浸透しつつあり，人々の価値や意識，行動が変わり，社会も変容している．

（内閣府首相官邸　持続可能な開発目標（SDGs）推進本部. https://www.kantei.go.jp/jp/singi/sdgs/）

るときも，改善や解決のための有効な方策を検討するときも，将来的な問題を予測するときも，どのような問題であっても，その一部を切り取り，詳細に調べあげ，即時的に対応するアプローチだけでは，根本的な解決には至らない．これからの公衆衛生看護には，グローバルとローカルの複眼的視点から社会システムの全体と部分に同時に目を向け，さまざまな角度から社会的事象をとらえる対象論が必要である．

2）人間と社会システム

　社会は複雑性に満ちている．わたしたちは，社会を構成する個人であるが，複雑な社会を直接見たり触れたりすることはできない．公衆衛生看護の対象は，常に複雑に変動する実態として存在する社会である．公衆衛生看護では，社会を単に個人や家族，集団／組織の総和ではなく，これら構成要素の総体としてとらえる．この立脚点から，個人や家族，集団／組織が社会を変容させるという前提が成り立つ．

　公衆衛生看護は，個人や家族の変容と集団／組織の変容を同時に意図する実践科学である．社会の構成要素や要素間の相互作用，社会集団の構造と機能に焦点を当て，社会を「システム」としてとらえると，複雑な事象を整理することが容易となる．ここで注意したいことは，社会の複雑性を単純化するためにシステム論を活用するのではないということである．複雑性を考慮に入れたうえで，個別の事象や組織間の関係性を読み解くとき，全体性のなかで問題の根源や解決の糸口を検討できる．公衆衛生看護にとってシステム思考は有用であるが，最も大事にしたいのは，社会を構成している個人は，誰もが自分の人生を生きる権利をもっていること，血の通った人間の情緒的側面を置き去りにしないことの 2 点である．

(1) 社会とは

　中山らによると，社会の概念は，①世のなかの状態，②空間的な領域ないしは地域範囲，③人々の行為のひとまとまりの3つの意味に大別される[1]．世のなかの状態という意味には，人々の暮らし向きや暮らしを左右している世のなかの仕組みやしきたりが含まれる．空間的な領域や地域範囲を表す意味は，都市社会や地域社会など特定の領域内に住む人々の暮らしのことである．人々の行為のまとまりとは，特定の目的や規範，価値や指向などを共有し何らかのまとまりをもって存在している状態のことである．

　社会とは，人間が生きるためのニーズを充足するために自然発生的に集まって暮らし，自らの生命の維持というひとつの目的のために共に努力を続けている社会の有り様の全体をさす．中山は，その事象について「人が自らのある目的を達成するために他者と協働すること」であり，それは同時に「他者との共通の目的をもち，目的達成のための適切な手段をとり，それに付随する諸規制に従う現象一般である」と述べている[2]．つまり，社会とは，人々の一定の活動状態を表すダイナミックな概念である．

(2) システムと複雑性

　システムは，カオス（chaos，無秩序）の対語として生まれた．いくつかの要素が集まった集合を想定したとき，要素が独立して存在しているが，集合体としては何の動きも性質も認められない場合はそれは無秩序である[3]．これに対して，要素間の相互作用を通じて，全体がひとつの総体として動きや性質を示す集合には，何らかの秩序が認められ，これをシステムと呼ぶことができる．

　社会システムには，複雑性という概念もあるが，無秩序とは異なり，システムと環境を区別する見方のなかで出てきた概念である．システムの外部環境は常にそのシステムより広範であり，システムと環境との相互作用が少なくとも2つ以上の状態をとりうる場合は，複雑である．複雑性とは，状態や出来事の数とともに，それらのあいだに生じうる関係の数も増大する事象を説明する概念である[4]．

(3) システム論の進化

　システム論は，18世紀に理論物理学の一領域から生まれ，近代西欧科学のなかで主に自然科学において発展し，20世紀半ばには，社会科学分野にも浸透し，現在も発展し続けている．Bertalanffy が「一般システム理論」を提唱するに至った経緯には，科学技術の進化と社会構造の複雑化があった[5]．理論物理学や数学のなかで発展してきた機械システム理論の工学モデルと，医学・生物学の流れで発展してきた生体システム理論の生物モデルを統合し，普遍的なシステム理論を提唱した．システムとは，多数の諸部分からなる閉鎖的な全体であり，諸部分の総和以上のものとし，諸部分が相互につながることで形態が変化し新たな特性が生まれるという理論である．その後，サイバネティック理論によりフィードバック機能による自己制御の概念が加わった．サイバネティックス理論の特徴は，システムには外部

表 2-1　システム理論の進化

代表的なシステム理論と提唱者	システム理論の特徴
一般システム論 オーストラリアの動物生理学者 Bertalanffy	機械システム理論の工学モデルと生体システム理論の生物モデルを統合した，システムを全体と部分という図式によって特徴づける一般理論である． システムは多数の諸部分からなる閉鎖的な全体としてとらえられ，全体は諸部分の総和以上のものであり，個々の部分の集合の形態がそのシステム特有の性質となる．
サイバネティック理論 米国の数学者 Wiener	主要概念は，フィードバック機能による自己制御である． システムには外部との境界があり，全体としての性質や動きが明確であるとする理論である．フィードバック機能による自己制御は，情報通信システムや機械の自動制御システム，人間の身体システムに代表される．
オートポイエーシス理論 チリの神経生物学者 Maturana & Varela	主要概念は，有機体の自己創出である．生命体組織は、その構造や外部環境の影響を受け，外部環境との境界を通じてエネルギーや物質の交換をする一方で，閉鎖システムとして生命維持のために構造を変化させ，自己制作や自己再生する．

（文献 1，4，5 を参考に作成）

との境界があり，全体としての性質や動きが明確であるとする点である．情報通信システムや機械の自己制御システム，人間の身体システムなどに代表される．工学モデルでは，機械システムは次々に他システムと接続，連結できるとする理論に発展している．次に，オートポイエーシス理論により生命体の自己創出の概念が加わった．生命体組織は，その構造や外部環境の影響を受けて決定され，外部環境との境界を通じてエネルギーや物質を交換する一方，閉鎖システムとして生命維持のために構造を変化させるとする理論である．この理論は，有機体の自己制作や自己再生について説明する理論として発展している（**表 2-1**）．

　一般システム論の進化と同時に，社会をシステムととらえる社会システムの議論も進んでいる．Persons は，サイバネティック理論の影響を受け，社会システムの構造の維持には，適応（adaptation），目的達成（goal attainment），統合（integration），潜在的パターンの維持（latent pattern maintenance）の4つの基本的機能を要件とする AGIL 理論を説いた[6]．Luhmann は，システムと環境とのあいだにどのようなインプットとアウトプットがあるのかに着目し，社会システムを，相互行為システム，組織体システム，ゲゼルシャフトシステムの3つのタイプに区別した．相互行為システムはそこに居合わせている人々が行為することによって成立し，組織体システムは構成員がある一定の条件のもとに結びついているときに組織されているといえる状態をさす．ゲゼルシャフトシステムは，最も包括的な社会システムで，相互行為システムと組織体システムの総和以上のものであり，それぞれのシステムからは産み出されない多数の行為が現れると説いた[7]．

（4）システム思考

　システム論は進化し続けている．システム理論の思考様式は，経済学，社会科

表 2-2 システム概念の 6 つの基本特性

基本特性	性質の内容
特性 1：要素と集合体と時間	2 つ以上の要素（個人・家族・集団）がひとつのまとまり（集合体）として存在する．時間の経過とともに要素は増減する．
特性 2：境界と透過性と均衡（ホメオスタシス）	集合体は，外部との境界をもつ．境界の透過性は変化し，複数の要素のまとまりとして外部の影響を受けながら，内部の均衡（ホメオスタシス）を保持しようとする．
特性 3：集合体の構造と機能	諸要素の集合体には，特定の働きがある．その特質は，構造と機能ととらえることができ，相補的な関係にある．
特性 4：要素間の相互作用と集合体の保持	要素間には，隈なく相互作用がある．諸要素は互いに影響し合う関係にあり，要素と要素のあいだには隈なく関係性が存在し，集合体を保持する．
特性 5：時間による集合体の変化	時間とともに，要素と集合体の規模，外部との境界と透過性，働きと構造・機能は変化し，拡充・発展し，分化・退化する．
特性 6：閉鎖性／開放性と環境との相互作用	集合体は，閉鎖性／開放性を変化させて，環境と相互作用する．集合体同士は互いの環境として相互作用する関係にある．

学，教育学，政治学，心理学，医学から気象学や天文学にいたるまで多様な学問分野に見出され，今日の研究においても活用されている．近代科学の発展において，専門分化した思考と同時に，システム論のように普遍性を見出そうとする思考の両方があったからこそ，それぞれの学問分野の知の発展と統合が進展したといえる．公衆衛生看護学の発展においても，システム思考を積極的に取り入れたい．

　ここまで，近代から現代までのシステム論の進化を概観すると，どの理論も公衆衛生看護の対象理解や事象の説明，実践に活用可能である．公衆衛生看護において活用できるシステム概念の基本特性を表 2-2 にまとめる．実践上の問題に応じて，システムやシステムの要素を個人，家族，集団／組織などに置き換え，システムを取り巻く近隣，組織，地域社会などを環境ととらえ，集合体として近隣や関係する集団／組織間との相互作用や時間によって生じる境界線や透過性，構造と機能の変化に着眼し，議論してほしい．どの範囲の集合体をシステムととらえるか，システムとシステムを構成するサブシステムをどう整理するかは，検討するテーマによって操作することになる．表 2-2 に示す 6 つの基本特性は，家族システムや組織システムなど，対象理解の基盤となる．

　社会システムにおいては，システム内のそれぞれの要素には集合体の目的に適った役割が付与され，全体の一部として特定の役割が期待される．ここでいう各要素とは，社会を構成する個人や家族，集団／組織などである．システムは，各要素が役割を遂行することにより，機能が発動されるという理論である．要素間の相互作用は，相互行為やコミュニケーションに焦点を当てることで，役割システムやコミュニケーションシステムとしてとらえることもできる．

　社会システムは，観点や抽象の仕方を変えることで何通りにも考えることができる．ひとりの人間を中心として，関係性のネットワークをとらえようとする場合

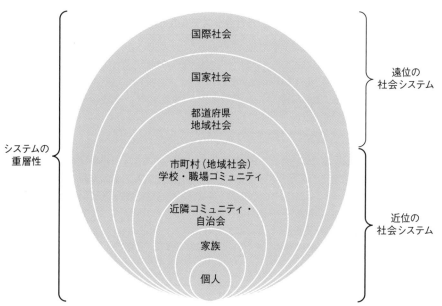

図 2-2　社会システムの重層性（例：個人を中心とした近位・遠位の社会システム）

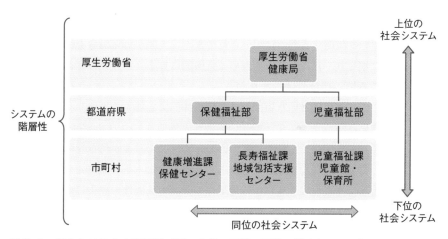

図 2-3　社会システムの階層性（例：上位・下位・同位の社会システム）

は，システムの重層性を近位と遠位で整理できる（**図 2-2**）．さらに，ひとつの国家の統治体制やひとつの企業の経営体制の階層性をとらえようとする場合は，同位および上位・下位の区分けで整理できる（**図 2-3**）．システム思考は，さまざまな角度から地域社会や社会集団，そこに属する人々を社会システムの見方でとらえることにより，社会集団の安定性を図り，社会集団の発達を促すための検討に有用である．

コラム❾	わが国における社会システムの近年の議論

■村田は，社会的な活動において仕組みといわれること，資本主義や法治国家などの社会体制，地方分権などの自治体制，行政の社会保障制度や教育制度なども社会システムと呼ぶことができるとしている．社会の仕組みの抽象度や形態などの状況はさまざまであるが，究極の目的は，社会の構成員の心身の健康と安全を保障し，生活をより豊かにすることであると述べている．

(村田裕志：解釈学的-社会システム論としてのルーマン理論.社会イノベーション研究, 10 (1)：185-240, 2015)

■藤井は，従来の社会システム論は，最大単位としての国民社会システムと，その維持・存続に資するその境界内で複雑に機能分化した下位システムという枠組みで展開されてきたとし，全体システムのもとで機能分化したシステムが全体システムの境界を越え，逆機能的な働きをする事象※や，既存の機能分類ではとらえきれないシステム（ある種の NGO や NPO）の出現を指摘している．

※現在は地球規模で環境保護や国境を越えた人道支援，医療支援，人権擁護などの活動が活発に展開され，世界の国々の社会システムに影響を与える構図となっている．

(藤井一弘：代替的パースペクティヴとしての社会システム理論.経済情報研究, 10 (2)：91-102, 2003.)

3) コミュニティとは

　コミュニティの概念は，社会システムという言葉が一般的に使われる前から，社会集団を説明するために用いられてきた．人間が自らの命をつなぐために自然発生的に集まり，日々を暮らすために意図的に集まり，互いの存在を意識して生活するところに，社会のはじまりがある．ここでは，コミュニティを「その社会において，人々が生活という集団の営みに主体的に参加する事象」と定義する．

　園田は，コミュニティ概念の多義性と価値性について，200 年以上前から社会学の中核的な観念であったにもかかわらず，この言葉が何を意味するのかコンセンサスが得られていない状況を確認し，地域社会と共同社会の 2 軸で整理を試みた[8]．地方都市や農村の変貌による地域性の限界や共同性の喪失に直面し，国策として推進された 1970 年代の住民参加によるコミュニティ形成の広がりを新たな共同社会への胎動としてとらえた．

　その後もコミュニティの意味内容は変化し，経営学や組織論においてもコミュニティ・オブ・プラクティス（Community of Practice；COP）という概念が浸透している．COP は，相互交流する人々の集団のなかで学び合い高め合う実践を通じて知識を生み出す活動である．現在では，コミュニティは必ずしも地域性を伴う概念ではなくなり，政治的活動，経済的活動，教育的活動，文化的活動，科学的活動，宗教的活動，余暇的活動など，共同性を伴う諸活動を営む人々の集まりをすべてコミュニティととらえることができる．

(1) コミュニティ概念の変遷

　このようにコミュニティは，時代とともに変貌する社会構造に応対して概念その

表2-3　コミュニティ概念の変遷

時代背景	コミュニティの概念
人々が先祖代々，あるいは生涯を通じてほぼ一定の地域のなかで共に住み暮らしていた時代 　生活の共同を通して人々のあいだには共同感情が生まれ，自ずと一定地域の人々のあいだには共通の社会的特徴がみられた．このような社会集団がコミュニティの古典的な定義であった．	コミュニティに関する古典的研究を行った社会学者MacIver は著書「コミュニティ」（1917 年）のなかで，コミュニティはある地域において営まれる共同生活（common life）と規定した． 　その後，1921 年には，コミュニティで生まれる社会的特徴について，①社会的類似性（social likeness），②社会的観念（common social idea），③共通の習慣（common custom），④共属感情（sense of belonging together）の4 つであるとした． 　さらに，1950 年の「社会」という著書のなかで，コミュニティの要件として①地域性（locality）と②コミュニティ感情（community sentiment）をあげた．コミュニティ感情は，分かち難く一体感に結びつけられているという感覚であるわれわれ意識（we-feeling），役割を通して全体に結びついているという感情である役割意識（role-feeling），他人に対する心理的依存の感情である依存意識（dependency-feeling）からなるとした．
工業化や都市化が進み，生業を求め多くの人々が都市部へ移住するようになった時代 　都市社会学者が動植物の生態を人間にも適用した人間生態学という考え方でコミュニティが説明されるようになった．人間が一定地域空間に侵入すると競争，協同，共生が営まれ，その過程やパターンが着目されるようになった．	Mckenzie（1933）は，生態学的立場から，①第一次産業コミュニティ，②商業的コミュニティ，③工業的コミュニティ，④経済的基盤を欠くサービス・コミュニティの4 つのタイプに分けた． 　人間生態的なコミュニティの定義では，地域に基盤をもつ地域に組織された共同的相互依存関係を説明しており，コミュニティの要素に「地域性」と相互依存性は維持されているが，この時代のコミュニティの概念には「共同感情」の欠落がみられた．
メトロポリタン・エリアと呼ばれる人口の集積が形成された時代 　その周囲には大都市の職場に通勤する人々の住区である郊外ができ，コミュニティが多様性を増していった．交通通信手段や社会の流動性が高まってくると，従来の自足性をもつ地理的領域を備えたコミュニティという静態的なとらえ方では，能動的に変化する現実の社会をとらえることができなくなった．	Warren（1963）は，コミュニティに関する古典的な概念は現実とはズレた不適切なものになってきているとし，再定義の必要性を主張し，「地域にかかわりある主要な機能を果たしている社会単位やシステムの複合体」と定義している． 　ここでは「地域性」と機能に焦点が当たり，この頃からコミュニティの議論にもシステム論が導入され，複雑化する社会の姿としてコミュニティをとらえようとした． 　Parsons（1957）は，コミュニティを「社会体系の構造で，人（すなわち有機体としての人間個体）とその活動の地理的位置に帰因すると考えられる居面」と定義し，社会システムのひとつの局面とした．「地理的位置」とそれを条件に「相互作用する人々」ととらえ，①基本構造は居住者の地理的位置，②職業と職場，③管轄権，④コミュニケーションの複合体であるとした．

（文献8，19，30，31 を参考に作成）

　ものも変化を続けている．コミュニティ概念はその時代の社会を表すひとつの形態であり実態である．それゆえ，コミュニティの確定的な定義は存在しない．コミュニティの用語は，おのおのが定義を吟味して使用する必要がある．公衆衛生看護の対象理解を深めるために，コミュニティ概念の変遷について整理する（**表 2-3**）．

　産業革命から 2000 年頃までは，工業化と都市化に向かう社会変動において，国家，宗教，階級，人種，民族，ジェンダーなどがコミュニティを分類する際の属性

とされてきた．しかし，2000年代に入ると，デジタル化とグローバル化が急速に進み，社会の諸活動を国境のない身近な活動としてとらえることが多くなり，閉鎖的な特定地域の固有の出来事としてとらえることが少なくなった．個人の帰属意識も複数の集団にあり，個人からみたコミュニティは多数ある時代となった．インターネットによる通信技術や情報科学の進歩により，いつでもどこからでも誰とでもつながることができ，多くの情報を効率的に入手し活用できるデジタル化と，国家の枠を越えて地球規模で共通の価値や信念で人と人がつながることができるグローバル化は，コミュニティのあり方も変えている．そのため，現代のコミュニティは境界の曖昧さや構成員の流動性構成員間の関係性の弱さが問題視されることが多い．

　しかし，コミュニティ概念は時代とともに変化するものであればこそ，境界線の意味が薄れ，構成員が緩やかに結びつくことは，それを強みとした新しいコミュニティを創造できる可能性があるといえる．Delantyは，このことを「わたしたちが生きるポストモダン社会における集団の構成資格（メンバーシップ）は，近代社会より流動的で透過性に富むものになりつつあると指摘する．―中略―アイデンティティから差異へ，確定性から偶発性へ，閉鎖的コミュニティから統一を越えたコミュニティ，すなわち開放的コミュニティへ，そして境界性の包含への移行である」と述べている[9]．

　Baumanは，グローバル化する現在のコミュニティの目的や機能を明示する過程を通して，今日の生活に欠けているコミュニティの重要な側面についてこう説いている．「わたしたちはみな，この急速にグローバル化する世界のなかで，相互依存関係にあり，この相互依存関係ゆえに，誰ひとりとして自分で自分の運命を決めることができない．個々の人間が直面しても，個人的には立ち向かうことも，処理することもできない課題があるのである．―中略―いま，このような課題を履行するにあたって，コミュニティは，ないことでみなが困っているもののうちで最たるものである．もし，コミュニティが，人々によって構成される世界で存在しようとするならば，それは分かち合いと相互の配慮で織り上げられたコミュニティでしかありえない（し，そうでなければならない）．それは人を人たらしめる平等な権利や，そのような権利の上で人々が平等に行動しうることについて，関心や責任を有するコミュニティである」と結んでいる[10]．

　現在は，物質的な豊かさが飽和した時代であり，個人の消費行動と営利目的の企業の利益追求にもとづく経済活動が飽和状態に達したといわれている．広井は，人類史的な軌跡をたどると，地球規模で資源制約と生産過剰の状況のなかで新たな価値原理がおこる常態期であると指摘し，今後は，世界各地で同時多発的に主たる関心が人と人の関係あるいは人そのものに移り，個人や文化の内的部分で発展的変化がおこり「ケア」といった人と人との関係の有り様をテーマとする新しいコミュニティの創造が中心課題になると提言している[11]．

　これらの近年の未来志向のコミュニティ論を受けて，公衆衛生看護は，どのようなテーマでコミュニティについて議論すればよいのだろうか．コミュニティを対象

表2-4　コミュニティ―生活の場における人間性の回復―（一部を抜粋）

＊生活の場において，市民としての自主性と責任を自覚した個人および家庭を構成主体として，地域性と各種の共通目標をもった，開放的でしかも構成員相互に信頼感のある集団を，われわれはコミュニティと呼ぶことにしよう．この概念は近代市民社会において発生する各種機能集団のすべてが含まれるのではなく，そのうちで生活の場に立脚する集団に着目するものである．

＊コミュニティは従来の古い地域共同体とは異なり，住民の自主性と責任制にもとづいて，多様化する各種の住民要求と創意を実現する集団である．それは生活の場においてほかの方法では満たすことのできない固有の役割を果すものである．

＊コミュニティの集団としての外延は明確に定めることが困難である．集団の機能に対応して，大きさの異なる組織が重層的に同時に存在し得るであろう．それは地域的一体性をもつものではあるが，地理的連続性を必ずしも伴わないものであろう．しかしながらコミュニティを形成する根底は生活の場における地域住民の相互信頼である．人々の心のつながりによって維持される自主的な集団こそがコミュニティの姿であり，それが地域的なひろがりの範囲をも規定するものであろう．

とする公衆衛生看護の最も重要な命題のひとつである．議論を深めるための視点を提示する．

(2) 統治手段としてのコミュニティ概念の導入

　第二次世界大戦後の近代日本では，高度経済成長による工業化と都市への人口集中，核家族化の進展，個人主義の考え方が急速に浸透したことを背景に，1960年代後半の国策において政策用語としてはじめて「コミュニティ」が用いられた．人間関係の空洞化や生活基盤の整備の遅れや不具合が生じてきたことから，新たなコミュニティ形成が政策方針に示された．

　国民生活審議会調査部会コミュニティ問題小委員会から「コミュニティ―生活の場における人間性の回復―」という報告書が出され（1969（昭和44）年9月29日），国民による福祉国家をめざす政策理念として「国家は国民の集合体であるとともに，コミュニティの集合体でもある」と明示された（**表2-4**）[12]．

　さらに1970年代に入ると，中央社会福祉審議会「コミュニティ形成と社会福祉（答申）」が出され（1971（昭和46）年12月11日），理想とするコミュニティ像が掲げられた．「コミュニティとは，地域社会という生活の場において，市民が自主性と主体性と責任とをもって，生活環境と生活の向上という共通の目標をめざし，一致して行う地域集団活動により醸成される」というものであった．コミュニティ形成の基本的な考え方やコミュニティにおける社会福祉のあり方が提示されている．コミュニティ形成の基本的な考え方としては，生活優先の原則の貫徹，生活の高密度の確保，生活・地域情報の確保があげられた．また，コミュニティにおける社会福祉のあり方として，社会福祉協議会による地域組織化事業の強化，地域福祉施設の整備と住民参加の必要性があげられた[13]．

　近年においても，2007年に総務省がコミュニティ研究会「コミュニティ研究会中間とりまとめ」を報告した．コミュニティについて，「（生活地域，特定の目標，特定の趣味など）なんらかの共通の属性及び仲間意識をもち，相互にコミュニケー

ションを行っているような集団（人々や団体）」をさすものと定義し，共通の生活地域（通学地域，勤務地域を含む）の集団によるコミュニティを特に"地域コミュニティ"と呼ぶこととした．"地域コミュニティ"のなかにも，明確な特定の目的があるものと地域内の諸事項に幅広くかかわるものがあり，コミュニケーションの場としては，現実空間のものとSNSや電子掲示板などのバーチャル空間のものがあると整理した[14].

（3）時空を超えた新しいコミュニティの台頭

今日では，地域性と個別性を超えた新しいコミュニティが社会を変える力をもちはじめている．場所に規定された生活上の共同体という伝統的なコミュニティ概念から，対話のプロセスを通じて社会を変える力をもった脱伝統的といえるコミュニティが台頭している．飛躍的なテクノロジーの進歩により，個人がパソコンやスマートフォンなどの自分のデジタルデバイスを持ち歩き，簡単な操作でインターネットを通じてソーシャルネットワークに参加できるようになり，時間と空間を超えた非対面によるコミュニティ形成も自然発生的に増大している．コミュニティは現実空間だけに存在するものではなく，仮想空間にも存在する，バーチャルコミュニティも自己実現や居場所としての機能をもっている．ひとりの人間である個人にとってコミュニティに所属するということは，メリットとデメリットの両方があるが，何をメリットとするか，何をデメリットとするかは，その時代の価値原理にもとづくことになる．2020年からはじまったCOVID-19の世界的パンデミックの最中である今，人間とは何かが問われる時代に入ったといえる．

Delantyは，今日におけるコミュニティの復活について，明らかに場所と関係する帰属が危機に陥っていることと結びついているとし，グローバル化されたコミュニケーションや国籍にとらわれない世界的視野のプロジェクトや国家の枠を越えた移動は，資本主義が伝統的な形態の帰属を掘り崩すのとまさしく同時に，コミュニティに新たな可能性を付与してきたと述べている[15]. これからのコミュニティは，柔軟性に富み，社会変動とともに変容し続け，個人の帰属意識が中心的な属性となりつつあることを示唆している．

公衆衛生看護は，地域性と個別性のどちらにも目を向け，時には両者を切り離し，時には新たなコミュニティの属性を統合させ，人間が幸福を追求するために，そこにケアの機能を発動させるために，人々と共にコミュニティについて議論していく役割がある．

（4）現代コミュニティにみるゲマインシャフトとゲゼルシャフトの共存

コミュニティの衰退に関する古典であるTönniesの社会進化論では，社会関係における2つの共同体としてゲマインシャフトとゲゼルシャフトが提唱された．ゲマインシャフトとは基礎集団と呼ばれ，自然発生した村社会のような伝統的コミュニティをさし，地縁や血縁で結ばれた集団のことである．ゲゼルシャフトとは，機能集団をさし，生産や教育などの特化した目的のために組織された集団のことであ

る．都市化によってコミュニティが衰退すると，ゲマインシャフト的コミュニティはゲゼルシャフト的コミュニティに移行するとされた[16]．

　この理論によると，都市では人口規模が大きくなり，人口密度も高く，住民の多様性も高まるため，かつての村のようなコミュニティは存在しないかのようにみえる．しかし，内部者の目には，都市のなかにも，互いの家族背景や家の中までわかるような，地縁で結ばれたコミュニティが存在する．住民は日々の生活に関与し合い，互いの生活の質に影響を与え合う関係でもある．

　公衆衛生看護は，対象であるコミュニティを俯瞰するだけでなく，コミュニティの内部者の視点をもってかかわる．コミュニティを分類することもできれば，外部者と内部者の見方を比較したり，ありのままのコミュニティの姿を事象としてとらえることもできる．都市のなかに村のようなコミュニティがいくつも存在することや，コミュニティの独自性や固有性，コミュニティ間の相互の関係性の特性を理解することが重要である．

(5) 住民がとらえる地域コミュニティ

　広井らが 2007 年に実施した全国調査「地域コミュニティ政策に関するアンケート調査」によると，地域コミュニティの中心として特に重要な場所は何かという質問項目について，第 1 位は学校，第 2 位は福祉・医療関連施設，第 3 位は自然関係，第 4 位は商店街，第 5 位は神社・お寺などとなっている．また，同調査で，地域コミュニティの単位として実質的に重要なものは，市町村の行政区，中学校区，小学校区，自治体・町内会，地区社協，そのほかのなかで，自治会・町内会が群を抜いて多かった[17]．住民が生活のなかでとらえる地域コミュニティは，自身の住まいを中心にインフラを共有しながら，日常的に交流関係を保持できる人間関係網の範囲である．住民がとらえる地域コミュニティには，地域性や共同性は不可欠な

コラム⓾　コミュニテイの負の側面

　ソーシャル・キャピタルについて，稲葉は人々が他者に対して抱く信頼，それに「情けは人の為ならず」「お互い様」「持ちつ持たれつ」といった言葉に象徴される「互酬性の規範」や人や組織間の「ネットワーク（絆）」であり，集団としての協調性や，「ご近所の底力」といった市場では評価しにくい価値が生み出されると同時に，人々をつなぎ留めるくさびやしがらみとしてのダークサイドもあるとしている．

（稲葉陽二：ソーシャル・キャピタル入門―孤立から絆へ．中央公論社，2011，pp1-3．）

　Portes と Landolt は，ソーシャル・キャピタルの強さによって，①閉鎖的になることで外部者を排除する，②個人の自由を制限する，③個人が潰れてしまうほどの要求がおこる，④皆で安易なほうへ流され集団の規範が低下する，の 4 つ負の側面も存在することを示している．

（Portes, A., Landolt, P.：The Downside of Social Capital. American Prospect, 26（94）：18-21, 1996.）

　どのようなコミュニティも，自らの生活を主体的に営む利己的でも利他的でもある人間の集合体である以上，排除的な側面もあれば，包摂的な側面もある．コミュニティはひとつの側面でとらえることができない．コミュニティを看護の対象とする場合は，より多くの視点や角度からとらえることが必要である．

要素である.

　公衆衛生看護において，コミュニティの人々の生活実態や課題解決のアプローチについて詳細に検討する際には，自治会・町内会に着眼する必要がある.また，システム思考でとらえること，どのようなコミュニティも閉鎖的にならぬよう，社会集団の境界の透過性を維持し，ほかの社会集団との相互作用を維持することが重要である.看護だからこそできる住民との対話や個別支援のプロセスから，個人がどのような社会集団に帰属意識をもっているかなど聴取し，所属する社会集団における主観的な認識を把握することは，個人と社会集団の両方を同時に支援する公衆衛生看護において重要である.

4）社会集団・特定集団

（1）社会集団の種類

　社会集団とは，ばらばらの個人や集団の集まり（aggregate）ではなく，社会の構成要素としての個人や集団が相互作用している状態である.中山らは，集団とは，人々の集まりの具体的な側面を抽象化した概念であるとした[18].また，MacIverは，社会集団の成立契機に着目し，コミュニティとアソシエーションを区別した.コミュニティは「自然に生じる共同生活の一定の地域的領域」「ある程度の包括性・自足性をもつ」の 2 つを基準とし，アソシエーションは「あるコミュニティにおける特定の協同の関心や目的を実現するためにつくられる人為的な組織」「コミュニティを基盤とし，その特定の機能の遂行を行う」と整理している[19].この整理に従って，社会集団を類別すると，コミュニティは集落，都市，地方，アソシエーションは自治会，学校，職場，組合，国家などとなる.

（2）特定集団（ポピュレーション）とは

　公衆衛生看護でいう特定集団は，特定の健康課題のリスクをもつ人々を対象に保健活動を展開する際のターゲットとなる社会集団をさす.コミュニティを構成する人々について人口学的側面から特定集団をとらえる際にポピュレーションの概念を用いる.ポピュレーションは辞書的には住民の数（コミュニティの構成員の人数）であるが，保健統計においては人口規模や人口構造などから算出した特定領域の母集団をさす.

　公衆衛生活動や保健政策においては，特定の健康課題を解決するためにターゲットとなるポピュレーションを定め，予防的な活動を行う.このポピュレーション・アプローチは，危険因子は母集団のすべての人にあり，すべての人にリスクが存在する場合に有効である.よりリスクの高い人々に集中的に保健活動や治療，個別や集団で指導を行うハイリスク・アプローチと組み合わせて展開することで，有効な公衆衛生の戦略となる.地域や職場や学校などの社会集団全体で健康課題に取り組むと多くの人々の意識が変わり，集団の価値や規範も変わり，社会全体の認識や行動も変容することが期待できる.

　公衆衛生看護では，マスメディアとの協働も重要な公衆衛生戦略のひとつである．制度や政策の策定や改正も，社会全体に問題が認知されることで人々の意識と行動を変えることができる．住民参加型で行う保健活動では，参加者間で健康課題を共通認識し，問題特定や解決策の検討プロセスを通じて問題解決力を高めることもねらえる．プロセスを通じて住民間の関係性によい変化が生じるとソーシャルキャピタルの醸成も期待できる．社会の価値や規範が変わると，人々のライフスタイルや意思決定も変わる．ポピュレーションの見方は，ハイリスクの対象への支援のみに終始しない公衆衛生看護の特長として位置づけるために，個人変容と社会変容を同時にねらうアプローチととらえたい．

5) 地域とは

　地域とは，地理的境界をもつ社会の範囲をさす．国際機関が地域という用語を使うときは，独立国家をさす場合もあれば，東南アジアや東欧など宗教圏や生活文化圏をさす場合もある．このように地域の概念は，それを使う主体や状況によってさまざまである．

　日本政府が地域という用語を用いるときは，内閣府の地域主権改革における地域主権推進大綱（2012（平成24）年11月30日）に代表されるように，都市や地方の各地域が主体的に策定することを期待しており，複数の市町村を包含した広域的な空間のまとまりを想定している[20]．都道府県が地域という場合は，県全体を意識して県北や県南といった管轄区域を想定し，市町村が地域という場合は，北部地域や南部地域のように行政区を想定している．

　一方，住民が地域という用語を使う場合は，自分の日常生活空間として認知している範囲をさす．日常生活のインフラを共有する地理的な範囲や日常的な交流により人間関係を保てる地理的範囲を想定している．自治会・町内会から連合町内会の範囲，それと一致する小学校区・中学校区の範囲は，住民による自治が及ぶ範囲でもある．

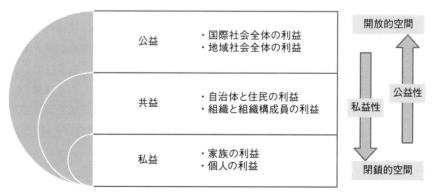

図2-4　公共空間として地域の多重構造（例：個人・家族を私益とした場合の共益・公益の関係）

(1) 公共空間としての地域の多重構造

　地域を公共空間という視点で個人からはじまる同心円的な多重構造でとらえると，個人・地域社会・自治体社会・国家社会・国際社会のあいだには，私益，共益，公益の関係が成り立っている[21]．

　公衆衛生看護では，地域を公共空間ととらえ，図2-4 に示す多重構造のバランスを意識して調整することが重要である．私益が重視される閉鎖的空間から公益が重視される開放的空間への広がりと，そのあいだに共益が確保される構造を整えることで，地域の人々や組織（自治会，NPO，NGO，企業など），行政などの諸活動により公共性が担保され，結果として，地域において個人の生活が守られる．

(2) 保健活動における地域と地区

　「地域における保健師の保健活動に関する指針」において，保健師の主要な役割として地域特性にもとづく地域づくりを担うことについて明記された[22]．麻原らは，公衆衛生看護を構成する主要な用語に関する保健師の認識について，全国の自治体保健師，自治体事務職，社会福祉協議会職員，保健師養成教員を対象に調査を行い，地域とは「地理的境界をもつ空間の範囲である．そこで生活あるいは活動する人々は，多くの場合，共通する文化的特徴をもち，社会基盤や社会資源を共有する」，地区とは「地域を構成する空間の範囲であり，人々の日常生活の基盤となる区域であり，保健師の地区活動においては，保健活動を展開する範囲を示す」，地域特性とは「一定の境界を有する生活圏を特徴づける自然条件，社会条件，および，そこで生活する人々が共有する文化にもとづいた意識や行動」と定義した[23]．

(3) 地域における自然と人間

　鵜飼は，持続可能な発展（Sustainable Development/サステナブル・デベロップメント）の概念にもとづき，地域を生態学（エコロジー）の視点でとらえることを推奨している．地域診断の手法として，地域特性をエコロジカルプランニングにもとづき，ゲオトープ（地学的特性），ビオトープ（生態学的特性），クリマトープ（気象的特性），アルテトープ（人為的特性）の4つの視点を提示している[24]．

　人間は，古来から森林や河川湖沼，海の恵みを無償で受けて社会を形成し，文明を発展させてきた．社会の発展を支える社会資本の根幹部分は自然が支えてきたといえる．近代では，工業化や都市化，テクノロジー進歩に関心が向きがちであったが，現代は自然破壊による地球環境の変化に関心が高まり，人間社会の発展を継続させるためには，自然保全を基軸とした計画が必要であるという認識が広がっている．その地域の環境と経済の調和をもたらし，人々の生活の質を保持・増進できるという考え方がエコロジーという概念である．

　どの範囲で地域を切り取るかにかかわらず，エコロジーという概念のもとでは，グローバルな視点をもって隣接する地域やさらに大きな圏域との関係をみる必要がある．地理的な特徴から自然に支えられた経済的な基盤を確認し，時代による産業や人口の趨勢や人流および物流などをモニタリングすることで，その地域における

コラム⑪	公衆衛生看護の"地域への愛着"の概念

　住民と共にソーシャル・キャピタルの苗床を育てる方法論の基盤として"地域への愛着"の
コンセプトが活用できる．地域への愛着とは，日常生活圏における他者との共有経験によって
形成され，社会的状況との相互作用を通じて変化する，地域に対する支持的意識であり，地域
の未来を志向する心構えであり，「人とのつながりを大切する思い」「自分らしくいられるとこ
ろ」「生きるための活力の源」「住民であることの誇り」の4つの構成概念から成り立つ．地
域への愛着を育む健康増進プログラムの参加者は，「ただ帰るだけの場所だったが，プログラ
ムに参加して自分の心もこのまちに住むようになった」と自分の未来とまちの未来を重ねるよ
うになり，自分たちでできる地域密着型の活動をはじめている．居住地域における住民の安心
安全な生活を保障する責任から，行政には住民が地域への愛着を育む活動を支援する役割があ
る．

（大森純子・他：公衆衛生看護のための"地域への愛着"の概念分析．日本公衆衛生看護学会誌，3（1）：40-48），2014．
酒井太一・他：向老期世代における"地域への愛着"測定尺度の開発．日本公衆衛生雑誌，63（1）：664-674，2016．
地域への愛着研究会：【地域への愛着メソッド】地域の底力を高める"地域への愛着"を育くむプログラム—実践の手引き—．
http://www.pubnurse.med.tohoku.ac.jp/aichaku/achievement/index.html）

持続可能な社会のあり方について検討できる．

　また，自然は恩恵だけでなく災害という危機ももたらす．地域の人々は，自然の
恵みと脅威をどのように経験してきたのか，どのように自然の一部としてその地域
に住み続けてきたのか，そこで生きる知恵を知ることも重要である．土地の記憶と
して受け継がれてきた物語や地名，祭事，神社の位置などから，地域のあらましと
して人々の生業（なりわい）や災いの記録や教訓を知ることができる．

　今日は科学の目で，地理や地質，動植物の生態，気候や気象，人口動態，人流物
流，経済産業の動向，文化や歴史など多面的に地域特性をとらえることが可能であ
る．地域に関する地学的・生態学的・気象的・人為的特性の情報から，台風や洪
水，噴火，地震や津波などの自然災害，感染症や原子力災害などの人為的特性に起
因する災害などの健康危機管理上のリスクを見積もることもできる．気候変動や地
殻変動と地域の人々の暮らしは切り離せない．平時から住民の生命や生活を守るた
めの有事の備えとして対策を講じるために不可欠となる，地域特性に関する情報収
集および分析に携わることは，公衆衛生看護の重要な役割である．

　地域は，自然災害や人為災害の影響を受けながら，そこで暮らす人間の社会的な
営みの結果として変化する．また，地域という場で営まれる人間の経済，宗教，政
治，教育，文化，科学的な諸活動により，地域は自ら少子高齢化や格差などのスト
レッサーやリスクを内包し変化し続ける．それを調整緩和する知恵を創造し，人間
社会を発展させるのは，ほかならぬ地域の住民である．住民と地域／地区を踏査
し，ハザードマップで防災計画や避難計画を点検したり，さまざまな角度から地域
のあらまし（自然，産業，宗教，価値観など）を調べることは，よりよい地域社会
をつくるプロセスとなる．

6) 組織とは

　人間はコミュニティのなかに多様な組織をつくり，組織をマネジメントすることで社会を発展させてきた．人類の発展の歴史は，組織の歴史でもある．組織とは，コミュニティを経営学的にとらえる場合に用いる概念である．組織は，コミュニティを構成する社会集団が特定の機能を果たすための秩序立った体系システムをさす．共通の目的を掲げ，目標達成のための諸活動を行う集団を組織と呼ぶ．よって，組織は，目的遂行のために編成され，構成員の行為は組織の形態に応じてマネジメントされる．

　公衆衛生看護は，コミュニティを支援する手段として，また，人々の生活の質を担保する方策として，コミュニティのなかにどのような組織をつくればよいか検討する．新たな組織を立ち上げることもあれば，既存の組織間の連携を調整したり，組織のどの機能を強化すればよいか，新たな機能を起動させるために組織の構造を改革したり，会議体の設置や意思決定プロセスなど運営について検討したりすることもある．このように，組織をマクロな視点でみると同時に，組織の構成員に帰属する諸要素をミクロな視点で検討することもある．組織論の諸理論は，地域づくりやケアシステムの構築，社会資源の創出など，公衆衛生看護管理の実践にも役立つ．自身も組織の一員として，住民にとって有用な社会資源として組織を改革する触媒やエージェンシーになるという発想も重要である．ここでは，公衆衛生看護に役立つ組織の理論を紹介する．

(1) オープン・システムとして組織をとらえる

　近代組織理論は，組織を2つ以上の相互依存的な構成要素からなるシステムであり，外部環境との相互作用によって連結されているオープン・システムと考え，組織の行動を環境との適合関係においてとらえてきた[25]．組織は，環境から資源をインプットし，それを消費することを通じて，再び環境になんらかの資源をアウトプットするシステムであるというとらえ方である．

　高橋らは，組織はヒト・モノ・カネ・情報といったさまざまな経営資源を外部か

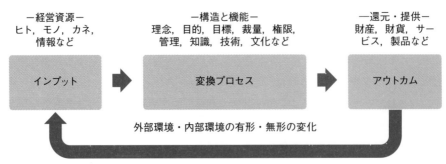

図2-5　組織のオープン・システム
文献25），26），27）を参考に作図

ら取得したり，財やサービスなどを外部に提供することで維持・存続を図るものであると説いている[26]．すなわち，組織は，内部に取り込んだ資源を変換して外部に還元する，開放的なオープン・システムととらえることができる（**図 2-5**）．言い換えると組織とは，環境との相互作用で生存・存続し，成長・発展・衰退していくシステムであるといえる．時間の経過とともに環境も変わる．環境の変化に適応するために組織は自ら構造を変えて，組織の行為が環境に新たな変化をもたらす．組織は，その変化の方向性を決めるために環境との関係のなかで目標を設定している．環境には有形・無形のものがある．さらに環境を内部と外部に区分すると，内部環境として組織の目標とその達成や日々の活動に直接影響する人的資源や物理的環境，物資，財源・予算，技術，情報管理など，外部環境には組織に間接的に影響を及ぼす，社会的環境，技術的環境，政治的環境的，経済的環境，文化的環境などがある．

（2）組織構造と組織プロセス・組織化

　組織というシステムを機能させるうえで，構造と組織プロセス，組織化は重要な概念である．組織の人々の行為は偶然におこるのではなく，規則的におこり，繰り返されると行為が形式化され，そこに安定的なパターンが生まれる．これが組織の構造である．組織では構造をもとに行為が生じ，行為の繰り返しにより構造が再形成される．構造を維持促進するのに有効な行為は機能的といえる．行為が機能的であるかどうかは，構造によって異なる．このように行為が構造を再生産するプロセスを「構造化」という．

　野中は，組織構造を「組織の分業や権限関係の安定的なパターン」，組織プロセスを，個人属性と組織構造を結びつけ，組織として統合する構成概念であり，「行為の継続性・相互依存的連続」と説明している．リーダーシップ，意思決定，パワー（集団内の力関係），コンフリクト（対立）がそれにあたる．これらは，人と組織を結びつける役割，互いに影響を与え合い，組織の有効性を規定する重要な要素である．加えて，個人属性として「組織成員固有の還元的特性（たとえば，欲求，モチベーション，価値，パーソナリティー）」に注目することを提唱している[27]．

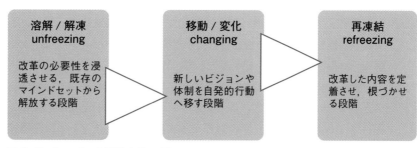

図 2-6　Lewin の組織変革モデル
（文献 28）を参考に作図）

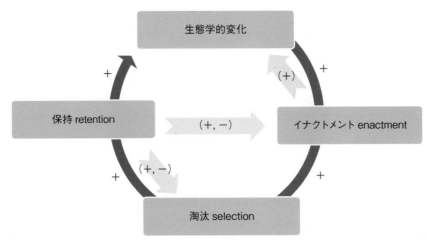

図2-7　Weickの組織化モデル（ESRモデル）
（文献29を参考に作図）

　組織プロセスの概念には，このように組織の構成要素の一部にプロセスを位置づける場合と，組織の変化を続ける動的なプロセスをさして「組織化」という場合がある．ここでは，組織におこっている事象の理解やよりよい方向に変化させる方策を検討する際に役立つ，組織を意図的に改革しようとするときに活用できるモデルを紹介する．

① Lewinの組織変革モデル（図2-6）

　Lewinは社会心理学の立場から，組織変革には，溶解／解凍（unfreezing），移動／変化（changing），再凍結（refreezing）の一連の段階的なプロセスがあると説いた[28]．溶解／解凍は変革の必要性を組織メンバーに伝え，既存の物事の見方や考え方からつくられる思考パターンであるマインドセットを壊し，改革の必要性を浸透させる段階，移動／変化は新しいビジョンや体制を自発的行動へ移す段階，再凍結は改革した内容を定着させ，根づかせる段階となる．

② Weickの組織化モデル（ESRモデル）（図2-7）

　Weickは組織心理学の立場から，組織メンバーの認識と行動を集約するプロセスを説明するセンスメイキング（納得）理論を提唱した．組織を川の流れのように常に変転していく流体ととらえ，それを組織化（organizing）と呼び，「組織化とは，意識的な相互連結行動によって多義性を削減するのに妥当と皆が思う文法」と説いた[29]．人間は，周囲の環境を感知し，その意味を解釈して自己の行動を決定する．組織化は，組織の構成員個人が環境の変化について同じように認識し，その解釈を納得感をもって共有することで，皆が同じ方向を向いて行動する過程といえる．Weickの組織化モデルは，組織が生態学的変化を察知し，組織自身が適応すべき環境をつくり出していく，イナクトメント（enactment），淘汰（selection），保持（retention）のループの過程を示す．イナクトメントとは創造によって経験の特定の部分に注目・活用することで囲い込むこと，淘汰とはその囲い込まれた部分にいくつかの新しい有効な解釈をあてがうこと，保持とは解釈された断片を将来

に適用するために管理することである．

「組織とは何か」を考えるとき，組織は目的を達成する手段として考えると同時に，組織をつくる意味や組織のなかで人間はどのような存在であるか，地域社会において組織化する意義や価値の創造に焦点をおく議論も，公衆衛生看護の視点として重要である．社会科学の方法論として，組織事象を説明するモデルの検討が続いているが，組織論をどのように公衆衛生看護の戦略に適応させるか，わたしたちは各種の理論について理解を深める必要がある．

公衆衛生看護は，人間は特定の状況において一律の反応をするという立場ではなく，人間は環境を創造する存在であるとする立場をとる．社会を看護する実践である公衆衛生看護では，組織の諸要素間の関連や規則性，普遍性に目を向け，組織における個人の経験や意味づけを重視し，人間は自分の生きる社会の一員として所属する組織に主体的に参画しようとし，そのことによって社会をよりよい方向に変えることができる存在であるととらえることが肝要である．

7）近隣と地縁による団体（自治会）

地域コミュニティづくりのはじめの一歩は，何をすればよいのだろうか．公衆衛生看護ならではの視点として，地域コミュニティの最小ブロックであり，人が住まうことを基軸とした隣近所の交流に目を向ける必要がある．被災地や新興住宅地でみられるはじめの一歩は，居住区ごとの住民間の相互作用をおこすこと，すなわち，自治会の立ち上げやご近所づくりである．

（1）近隣コミュニティへの注目

わが国における近隣研究において，大橋は，近隣社会を地縁を結合の契機として自然発生的に成立している社会とし，人間の生活に不可欠な安全性，保健性，快適性，利便性を充足する必要性があることから，近隣を最も直接的な生活集団として重要であると説いた．近隣という小地域社会にみる近隣づきあい（neighboring）には，名前は知っているが顔は知らない，顔見知りであるが名前は知らないといった潜在的つきあい，日常あいさつを交わし立ち話をする，お互いに訪れ世間話をするといった社交的つきあい，日常のサービスの交換をする，困りごとに際し助け合

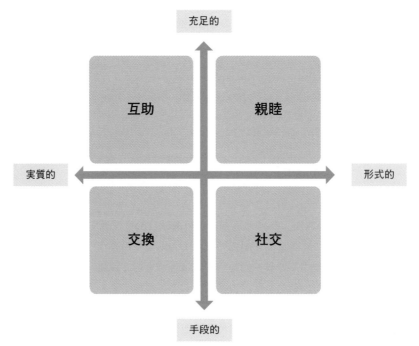

図 2-8　近隣関係にみる4つの機能（互助・親睦・交換・社交）
（文献 21，30，32を参考に作成）

うといった互助的なつきあい，吉凶禍福時に贈答の交換をするなどの儀礼的つきあいがあるとした[30]．

　倉田は，国外の近隣の概念を整理している．Gist と Halbert は「近接して居住する個人や家族員が相互に接触することによって生まれる関係」と定義し，近隣関係の程度は，①親密な関係，②偶然に知り合った関係，③個人的・家族的に孤立した関係，の3つに区分し，Keller は近隣関係（neighboring）には，援助者としての隣人と親睦の対象としての友人の2つの機能があり，現実には両者は重なる場合もあるとの研究結果を紹介した[31]．これらの知見をもとに近隣関係を「居住地の接近性を契機に展開する人間活動」と規定し，近隣活動の機能を①社交的機能，②情報交換の機能，③相互扶助の機能，④親睦の機能に大別し，手段的-充足的，形式的-実質的の2つの軸があるとした[32]．これらの研究の知見から，近隣の人々のあいだで行われている近所づきあいの諸活動には，社交，交換，互助，親睦の4つの機能を見出すことができ，これらは，近隣コミュニティの機能ともいえる（**図 2-8**）．

　近隣住民間の日頃から社交としてのあいさつを交わす，生活に必要な情報や物品を交換するといった関係性は，自ずと実質的な生活を支え合う互助の手段となり，形式的な世間話も親睦という情緒的な充足になる．近隣関係が希薄化すると，これらの近隣コミュニティの機能を低下させる．高層住宅では隣人の顔も知らないという状況がよくみられるようになった．この事象は，そこに近隣コミュニティが存在しないことを意味する．平時における生活の互恵性のみならず，災害時の備えと発災時の緊急対応や避難対応などの観点からも，近年，近所の底力や近隣コミュニ

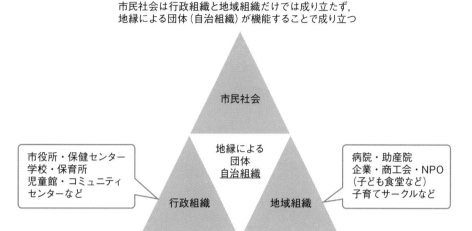

図 2-9　市民社会の構造（例：子育てをテーマにした場合）

ティの存在意義が見直されている.

（2）自治会の今日的存在意義

　住民による自治組織を表す自治会という用語は，地縁による団体の一般的な通称である. 岩崎が住縁アソシエーションと表現したように，住民の参加により，よりよい生活に不可欠な安全と福祉に関連するさまざまな活動を行っている[33]. アソシエーションとは，共通の目的や関心をもつ人々が自発的に活動する社会集団である. 住縁アソシエーションは，自治会のほかにも，町内会，町会，部落会，区会などさまざまな呼び方がある. 自治会の由来には多くの説があり，地域によっても異なる. 京都や奈良においては室町時代の町，東京においては江戸時代の町組，都市部以外では旧来の村落，集落，自然村の流れをくむものも多くみられる[34]. 今も昔も，人間が生活を営むうえで必要な組織であるが，地方分権改革以来，さまざまな地元団体による地方自治が主流となった今日，市民社会に不可欠な参加型ガバナンスという行政制度や統治方法の観点からも注目されている.

　Schwartz は，市民社会を，家族と政府の中間的な領域であると定義し，企業が市場で利益を追求するのでなく，政府が権力を追加するのでもない領域と説明している[35]. 市民社会には，①社会関係資本（ソーシャル・キャピタル）の醸成，②社会サービス（広義の公共サービス），③アドボカシー（政策提言）の 3 つの機能が期待されている[36]. 住民が近隣コミュニティのさまざまな組織への参加を通して，顔の見える関係網が形成され，信頼やお互いさまの関係ができる. 市民社会の担い手として，NPO や NGO と共同で生活を支える仕組みをつくることもできる. 市民社会は行政組織と地域組織だけでは成り立たず，自治会を代表とする地縁による団体（自治組織）が主要なアクターとして機能することで成り立つ. さまざまな利害関係をもつ近隣コミュニティの団体がおのおのの考えや意見を交わすことにより，民主的な社会を成熟に導くことができる（**図 2-9**）.

(3) 自治会の構造と機能

　ここでは，自治会をコミュニティのサブシステムとしてとらえる．近隣コミュニティにはいくつかの組織がサブシステムとして同心円状に重なり存在している．まず，一住民にとって組織の最小単位は自分が属する世帯である．次に世帯を内包し世帯よりひと回り大きな組織が自治会の組や班であり，それは 10〜20 世帯程度で構成される．複数の組や班を内包する自治会が互助・共助の基盤となっている．自治会は丁目規模であるが，さらに複数の自治会の連合体として，学校区規模の連合町内会も存在する．

　中田は，町内会・自治会を地縁型住民組織と呼び，客観的な特性を 5 点にまとめている[37]．

　①一定の地域区画をもち，その区画が相互に重なり合わない

　②世帯を単位として構成される

　③原則として全世帯（戸）加入の考え方に立つ

　④地域の諸課題に包括的に関与する（公共私の全体にわたる事業を担当）

　⑤それらの結果として，行政や外部の第三者に対して地域を代表する組織となる

　近隣コミュニティは地縁にもとづく社会であり，生活基盤をおく地理的空間において人々の生活を支える機能をもつ．自治会は，地域の生活にかかわる多種多様な問題に応じるため，環境整備，親睦活動，交流活動，保安活動，自衛活動，防災活動，福祉活動など，包括的な機能をもっている．

　自治会の活動には，独自のものもあれば，行政と協力して行うものもある．行政からの情報を伝達する機能もあれば，住民の要望を行政に届ける機能も担う．自治会長は，市民局や市民課との連携を目的とする定例の会議体に参加し，行政の課題を共有して行政と住民のあいだを取りもっている．また，同コミュニティの民生委員・児童委員や母子保健推進員など，コミュニティの保健福祉の担い手と協力し，行政の手が届かない私生活の領域で世帯ごとの事情を考慮した対応を担っている．

表 2-5　地縁による団体（地方自治法）

【地方自治法第 260 条 2 条】
（地縁による団体）1991 年 4 月 2 日　改正公布・施行
第 260 条の 2　町又は字の区域その他市町村内の一定の区域に住所を有する者の地縁に基づいて形成された団体（以下本条において「地縁による団体」という．）は，地域的な共同活動のための不動産又は不動産に関する権利等を保有するため市町村長の認可を受けたときは，その規約に定める目的の範囲内において，権利を有し，義務を負う．
②前項の認可は，地縁による団体のうち次に掲げる要件に該当するものについて，その団体の代表者が総務省令で定めるところにより行う申請に基づいて行う．
　1.　その区域の住民相互の連絡，環境の整備，集会施設の維持管理等良好な地域社会の維持及び形成に資する地域的な共同活動を行うことを目的とし，現にその活動を行っていると認められること．
　2.　その区域が住民にとって客観的に明らかなものとして定められていること．
　3.　その区域に住所を有するすべての個人は，構成員となることができるものとし，その相当数の者が現に構成員となっていること．
　4.　規約を定めていること．

コラム⓭　災害に強いまちづくりと地域の自主防災組織

　仙台市では，1978（昭和53）年6月12日の宮城県沖地震を教訓に町内会を単位とした自主防災組織の結成促進に努めている．自主防災組織の目的は，町内会の基本的な活動のひとつである「災害に強いまちづくり」であり，町内会の目的と合致するとしている．自主防災組織とは，災害対策基本法にもとづく地域の住民が自主的に防災活動を行う組織である．平常時の活動として，防災知識の普及や啓発，防災訓練，防災資機材の備蓄や点検に取り組み，災害がおこったときは，初期消火，住民の安否確認や避難誘導，負傷者の救出や救護，情報の収集や伝達，給食や給水活動などを行う．地域の特性をよく理解している自主防災組織だからこそ，地域の実情に合った応急活動を行ことができる．東日本大震災のような大規模災害が発生すると，「公助」である市の救援活動は限界を超えてしまう．「自助」として自分自身の命と身を守る行動が最も大切であるが，地域コミュニティで相互に助け合う「共助」も非常に重要である．自主防災組織は，その共助の部分で重要な役割を担う．自主防災組織だからこそ取り組むことができる活動もあり，その役割には大きな期待が寄せられている．

（仙台市危機管理局減災推進課：自主防衛組織の活動．https://www.city.sendai.jp/gensaisuishin/kurashi/anzen/ saigaitaisaku/sonaete/taisaku/jisyubou.html）

（4）地方自治における自治会と行政

　自治会は，生活基盤を支え合う共同体コミュニティであると同時に，住民統制の制度でもある．徳川幕府による統治制度である五人組や第2次世界大戦中の隣組がその典型例といえるが，現在の自治会もその性質は類似している．地方自治法は，地縁による団体について定めている（**表2-5**）．

　地方自治体の参加型ガバナンスを担う地縁による団体として，それぞれの自治会の備えている機能や組織経営上の問題について把握し助言することも行政の重要な役割である．近年，自然災害が多発していることから，地域社会の安全を保障するためには，自治会の防災機能について着目し，強化拡充する支援が課題となっている．自主防災組織の立ち上げや運営を支援することで，平時からの備えとして，災害時の要援護者の名簿作成や防災訓練を通じて，住民同士の顔の見える関係づくりを行うことにより，地域包括ケアシステムの構築を促進できる．

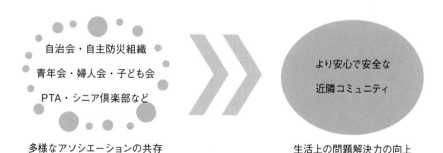

図2-10　コミュニティにおける多様なアソシエーションの共存

　コミュニティは社会の母体であり，共通の目的や関心をもつ人々が自発的に活動する社会集団であるアソシエーションはその母体を基盤に分化している器官のようなものである．近隣コミュニティのなかに，自治会や青年会，婦人会，子ども会，PTA，シニア倶楽部，自主防災組織などの多様なアソシエーションが共存することにより，生活上の課題を住民の力で解決し，より安全で安心な生活を支え合う社会集団として発展できる（図2-10）．

8) 個人と家族

　家族の概念は社会の変容とともに変化している．個人のライフコースの変化や価値の多様化を考えると，男性と女性の婚姻を起点とする家族の定義は古典的な印象を受けるかもしれない．英語では家族とは「両親か片親と子から成る集団，および近い親戚，亡くなった人を含む互いに近い関係にあった人々の集団」（オックスフォード英英辞典）とされている．一方，わが国の代表的な辞書には「夫婦の配偶関係や親子・兄弟などの血縁関係によって結ばれた親族関係を基礎にして成立する小集団．社会構成の基本単位」（広辞苑）とある．このことから，わが国では，いまだ個人と家族の関係は家制度を基盤とするとらえ方が主流といえる．今日の公衆衛生看護の個人と家族の概念を検討する素材として，家族の定義は今も変化していることを前提に，既存の家族に関する概念や理論，婚姻に関する人口統計のデータを紹介する．

(1) 家族の機能の特色

　社会集団には，ある特定の課題遂行のために結合している作業集団と，情緒的な表出のために結合している心理的集団がある．家族は，ほかの生活を目的とする共同集団と異なり，作業面は柔軟性に富み多面的であり，心理面は広く深く，常に両面が一体である．機能は，生殖，保護，世話，経済，教育，娯楽など多岐にわたり，これらは家族構成員の幸福追求のために発動される．幸福とは，心身の欲求が満たされて感じることができる主観的な領域である．人間は，家族においてほかの集団では得られない充足感を得ることができ，ほかの構成員に満足感を与えることができる．

　公衆衛生看護では，家族という生活を目的とした社会集団と向き合うとき，作業面と心理面を切り離すことなくとらえ，時間の経過のなかで外部環境や状況の変化をタイムリーに把握することが重要である．単に機能の程度を一時点で評価したり，支援者側の尺度で査定したりすることなく，家族が幸福か否かを決めつけることなく，家族構成員が互いを思いやることや家族であることに見出している意味を大切に支援したい．

(2) 家族の役割構造の段階的変化

　家族の役割構造の変化を家族のライフサイクルとして段階的にとらえようとする

表 2-6　わが国の核家族の家族周期

新婚期：子どものいない新婚期
育児期：第一子出生～小学校入学
第 1 教育期：第一子小学校入学～卒業
第 2 教育期：第一子中学校入学～高校卒業
第 1 排出期：第一子高校卒業～末子 20 歳未満
第 2 排出期：末子 20 歳～子ども全員独立
向老期：子ども全員独立～夫 65 歳未満
退隠期：夫 65 歳～死亡

考え方として家族周期理論がある．森岡は，Hill の 9 段階をもとにわが国の教育制度や退職年齢に合わせ，核家族の家族周期を 8 段階に分類した（**表 2-6**）[38]．

　段階ごとに，家族構成員は家族内の役割を次々と獲得していく．妊娠などのライフイベントへの心身の対応，家族間の調整，実家とのつきあいの工夫，近隣，学校，職場などの外部システムとの調整など発達課題があるとされる．次の段階への移行時には，新たな課題が待ち受けており，役割構造も修正しなければならないことから，危機的移行と呼ばれ，家族にとって節目の転機を迎えるときでもある．

　個人とその家族を支援するとき，家族周期の段階を確認し，将来を見据え，どのような課題をどのように乗り越えていくのか，家族構成員と共に検討することにより，家族全体の問題解決力を高めることが可能となる．核家族を基本とする家族周期に必ずしも当てはまらない場合も多くなっているが，この家族周期モデルを応用することは可能である．

（3）地域社会・近隣コミュニティと家族システム

　家族をシステムととらえると，家族構成員が相互に影響し合い，常に外部環境との相互作用のなかで変化し続ける存在であるといえる．家族にとって外部環境とは，近隣や親せき，学校や職場など，家族構成員のそれぞれの日常生活にかかわるすべてである．家族が危機に遭遇し，セルフケア機能が低下したときには，外部環境からのインフォーマルなサポートや，フォーマルな支援が入ることで，家族のシステムが新しい形で安定することになる．家族のシステムの開放性が増せば，時間の経過とともに外部の資源を活用できるようになり，サポートや情報などがより多く入り，援助要請力や受援力も備わり，家族の問題解決力や適応力が高まる．特定の家族が近隣コミュニティのなかで交流をもっていない場合や，家族がシステムとして閉鎖性を増すような状態が長期に続く場合は，なんらかの糸口を見つけて，近位の外部環境に変化をおこしたり，開放性が増したりするように調整する必要がある．

（4）ジェノグラムとエコマップ

　ジェノグラムは，家族の規模，構成員の人数や属性，婚姻関係や同居や別居の状態，構成員相互の関係性などを示すことができる．家族構造を可視化することで，アセスメントのために，健康状態や収入など，どのような情報を収集すればよいか

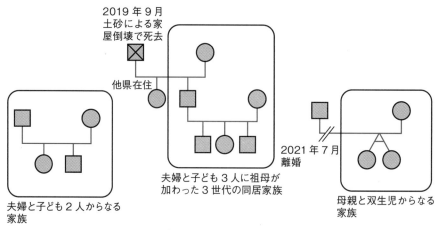

2019 年 9 月
土砂による家
屋倒壊で死去

他県在住

夫婦と子ども 2 人からなる
家族

2021 年 7 月
離婚

夫婦と子ども 3 人に祖母が
加わった 3 世代の同居家族

母親と双生児からなる
家族

図 2-11　ジェノグラムの例

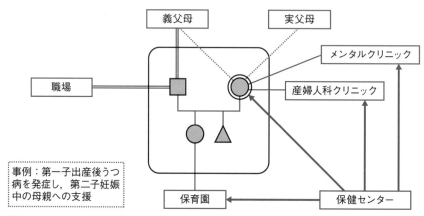

義父母

実父母

メンタルクリニック

職場

産婦人科クリニック

事例：第一子出産後うつ
病を発症し，第二子妊娠
中の母親への支援

保育園

保健センター

図 2-12　エコマップの例

検討できる．また，家族システム内の母子，父子，夫婦などのサブシステムの偏り
から，家族内での対立や孤立などの問題も見出しやすくなる（**図 2-11**）．
　エコマップは，家族と外部環境とのつながりを示すことができる．家族の生活に
影響を与えている外部環境として職場や学校などの組織や友人などを図式化してお
くと，家族と社会との関係を視覚的に支援者間で共有することができる．エコマッ
プでは，ジェノグラムと同じように，家族のシステムと，外部環境とのかかわりの
強弱や関係の質や程度を線で結んで示しておくと，現在のサポートの量や資源を検
討し，今後，サポート源や資源になりうる組織や人物を特定できる．また，公的支
援の受け入れ拒否など，家族と環境との境界の透過性を確認できる（**図 2-12**）．

（5）未婚化の進行と婚姻・出産に対する意識の変化

　少子高齢社会において未婚化が進行するなかで，家族の概念は多様化している．
2019（令和元）年の人口動態総覧の年間推計をみると，死亡数の増加と出生数の減

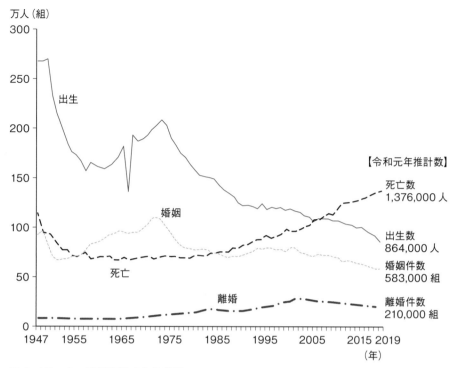

図2-13　人口動態総覧の年次推移

　少により，人口減少の傾向が続き，婚姻数は減り続け，離婚率に大きな変化がみられなくなった（**図2-13**）[39]．

　「少子高齢社会対策白書（内閣府）令和元年版」によると，婚姻件数は第1次ベビーブーム世代が25歳前後の年齢を迎えた1970（昭和45）年から1974（昭和49）年にかけて年間100万組を超え，婚姻率（人口千人当たりの婚姻件数）もおおむね10.0以上であった．その後は，婚姻件数，婚姻率ともに低下傾向となり，2017（平成29）年は，60万6,866組（対前年比13,665組減），過去最低となった．婚姻率も4.9と過去最低となり，1970年代前半と比べると半分程度の水準にある[40]．

　結婚に対する意識の変化では，「いずれ結婚するつもり」と答えた未婚者（18〜34歳）の割合は，2015（平成27）年調査で男性85.7%，女性89.3%となり，ここ30年間で男女ともに高い水準を維持している．また，未婚者（25〜34歳）に独身でいる理由を尋ねると，男女ともに「適当な相手にめぐり会わない」（男性：45.3%，女性：51.2%）が最も多く，次いで，男性では「まだ必要性を感じない」（29.5%）や「結婚資金が足りない」（29.1%），女性では「自由さや気楽さを失いたくない」（31.2%）や「まだ必要性を感じない」（23.9%）であった．過去の調査と比較すると，男女ともに「異性とうまくつきあえない」という理由が増加傾向にあり，女性では「仕事（学業）に打ち込みたい」「結婚資金が足りない」という理由も増加傾向にある[41]．

　同白書の出産に対する意識の変化では，夫婦に尋ねた理想的な子どもの数（平均

理想子ども数）は低下傾向にあり，2015（平成27）年は2.32人と，過去最低を更新した．夫婦が実際にもつつもりの子どもの数（平均予定子ども数）も，過去最低である2.01人であった．予定子ども数が理想子ども数を下回る夫婦の，理想子ども数をもたない理由は，「子育てや教育にお金がかかりすぎるから」（56.3%）が最も多く，30〜34歳で8割を超えている．次いで「高年齢で生むのはいやだから」（39.8%）や「ほしいけれどもできないから」（23.5%）と続き，年代別にみると，年代が高くなるほどその割合が高くなっている[42]．

　これらのデータから，過去の家族像と現在の家族像と未来の家族像は，同じではないことは明らかである．これまでも，これからも，子育てや介護の社会化，男女共同参画の推進，LGBTQへの認知や関心などの社会の変化によって，個人の生き方と家族の概念は変化し続ける．

（6）家族の多様化

　個人の生き方の多様化が進むなか，結婚しない生き方，結婚しても子どもをもたない生き方，離婚してひとりで子どもを育てる生き方（シングルマザー，シングルファーザー），再婚してふたつの家族がひとつになる場合（ステップファミリー），婚姻関係を伴わないパートナーとの同居や子育て，子どもの独立後に高齢の親を引き取り介護がはじまるなど，家族の概念も多様化している．Stuartは，近年の家族の定義に関する文献にもとづき，家族の5つの属性を提示した（表2-7）[43]．

　法律学的には，家族法（家族および親族の生活関係を規律する法規．民法の親族編と相続編の称）にみるように，家族は「婚姻契約」を基本とし，親子（母子関係・父子関係）は血縁関係を前提としている．その枠組みにおいては，家族には扶養や養育，介護や相続にかかわることが身近な問題である．最近では，離婚後300日以内に出生した子どもが，元夫との血縁関係はないのに，元夫との血縁関係が推定されるが故に，戸籍がない子が誕生することが社会問題となっている．嫡出推定制度，養子制度，親権制度など，家族の多様化に伴い，議論され，家族法の内容も随時改正されている．

　公衆衛生看護の視点から，家族の多様化を考えるとき，社会問題となっている上述の事象にも目を向けると同時に，その地域社会における生活実態から個人がとらえる家族に着目する必要がある．ひとつ屋根の下に暮らしている同居という関係や，生計を共にする関係，互いに心の結びつきが強い愛着関係など，人によって家

表2-7　Stuartによる家族の5つの属性

1. 家族とは，構成員が自分たちで決定したひとつの社会システム，またはひとつの社会的単位であり，常に変化し発達する性質をもつ．
2. 家族構成員の関係は，出生，養子縁組，結婚の有無や同居しているかどうかにかかわらない．
3. 家族の単位は，独立していない子どもがいるかどうかにかかわらない．
4. 家族構成員のあいだには責任と愛着が育ち，将来に対するなんらかの義務がある．
5. 家族の単位は，保護，養育，子どもの文化的価値の習得において一次的情報源となる社会化というケア機能を担う．

コラム⑭	**LGBT または LGBTQ に関する世界の動向と日本の課題**

性的指向や性自認を意味する英語の頭文字をとってつくられた，セクシュアルマイノリティ（性的少数者）を表す言葉である．Lesbian（レズビアン）は同性を恋愛の対象とする女性，Gay（ゲイ）は同性を恋愛の対象とする男性，Bisexual（バイセクシュアル）は同性も異性も恋愛対象となりうる人，Transgender（トランスジェンダー）は身体の性と心の性が異なる人を意味する．最近では，Questioning（クエスチョニング）または Queer（クイア）と呼ばれる性的指向や性自認が定まっていない人を含め，LGPTQ と称する場合もある．近年のLGBT／LGBTQ に関する認識の高まりを受けて，世界的に多様性を包摂する社会へと大きく変化している．国連人権理事会における普遍的定期的審査（2008 年，2012 年，2017 年）においても，性的指向および性自認にもとづく差別を撤廃するための措置を講じることが日本に対して勧告されている．

（法務省人権擁護局：多様性について考えよう！〜性的指向と性自認〜．https://www.moj.go.jp/JINKEN/LGBT/index.html）

族の重要な要素は異なる．家族の範囲も，地域や文化によって異なる．本家を中心にお盆休みに集まる親族や，先祖にあたる故人を含め，家族ととらえる場合もある．同居していなくても，それぞれ経済的に自立していても，家族ととらえている場合もある．愛着関係を家族の要素と考えると，ペットなど伴侶動物も含め家族ととらえる必要がある．

　個人の人生において，出生のときから家族の存在や意味は大きく，家族としての生活は固有の経験である．公衆衛生看護は，今後さらに多様性を増すであろう家族の物語をありのままに受け止め，その時代の地域社会，近隣コミュニティのなかで個人とその家族が安全で安心な生活を送ることができるように支援する．個人と家族の生活に必要な資源を近隣コミュニティとの関係性のなかで調整し，活用できる制度につなげるなど，セーフティネットをつくると同時に，虐待や災害など命にかかわる家族の緊急事態にも関係機関と連携してかかわる．

　社会疫学の知見から，個人がどのような家庭に生まれどのように育ったか，幼少期の生育状況が成人期や高齢期の健康状態にも関係するといわれている[44]．公衆衛生看護では，家族を看る際，世代間の負の連鎖を断ち切る視点も必要になる．そのために，個人とその家族を取り巻く地域社会や近隣コミュニティに介入する役割がある．

●文献

1) 中山慶子・他：社会システムと人間．福村出版，1987，pp 31-33.
2) 前掲書 1)，p 33.
3) 前掲書 1)，p 47.
4) Kneer, G., Nassehi, A.：Niklas Luhman Theorie Sozialer Systeme. UTB GmbH, 1993.／舘野受男・他訳：ルーマン 社会システム理論—「知」の扉をひらく—．新泉社，1995，pp 46-48.
5) Bertalanffy, L. V.：General System Theory：Foundations, Development, Applications. George Braziller, 1968.／長野 敬・他訳：一般システム理論—その基礎・発展・応用—．みすず書房，1973，pp 1-49.
6) 前掲書 4)，pp 34-35.
7) 前掲書 4)，pp 49-51.
8) 園田恭一：現代コミュニティ論．東京大学出版，1978，pp 1-80.

9) Delanty, G.：Community. Taylor & Francis, 2003.／山之内　靖，伊藤　茂・訳：コミュニティ―グローバル化と社会理論の変容―．NTT出版，2006，pp182-183.

10) Bauman, Z.：Community：Seeking Safety in an Insecure World. Polity Press, 2001.／奥井智之・訳：コミュニティ―安全と自由の戦場―．筑摩書房，2017，pp222-223.

11) 広井良典：コミュニティを問いなおす―つながり・都市・日本社会の未来―．筑摩書房，2019，pp251-279.

12) 国民生活審議会調査部会コミュニティ問題小委員会：コミュニティ―生活の場における人間性の回復―．1969.
http://www.ipss.go.jp/publication/j/shiryou/nr13/data/shiryou/syakaifukushi/32.pdf［Accessed 2021.8.8］

13) 中央社会福祉審議会：コミュニティ形成と社会福祉（答申）．1971
http://www.ipss.go.jp/publication/j/shiryou/no.13/data/shiryou/syakaifukushi/62.pdf［Accessed 2021.8.8］

14) 総務省コミュニティ研究会：コミュニティ研究会中間とりまとめ．2007.
https://www.soumu.go.jp/main_sosiki/kenkyu/new_community/pdf/080724_1_si3.pdf［Accessed 2021.8.8］

15) 前掲書8），p272.

16) 桜井政成：コミュニティの幸福論―助け合うことの社会学―．明石書店，2020，pp93-94.

17) 前掲書9），pp71-75.

18) 前掲書1），p94.

19) MacIver, R. M.：A Sociological Study：Community Being an Attempt to Set Out the Nature and Fundamental Laws of social Life. 3rd ed, Macmillan, 1924.／中　久郎，松本通晴・監訳：コミュニティ―社会学的研究：社会生活の性質と基本法則に関する一試論．ミネルヴァ書房，1977，pp45-68.

20) 内閣府：地域主権推進大綱．2021.
https://www.cao.go.jp/bunken-suishin/ayumi/chiiki-shuken/keikakutou/keikakutou-index.html［Accessed 2021.8.8］

21) 石栗伸郎：自治会・町内会の経営学―21世紀の住民自治発展のために―．文眞堂，2016，pp26-29.

22) 厚生労働省：地域における保健師の保健活動に関する指針．2013.
https://www.mhlw.go.jp/web/t_doc?dataId=00tb9310&dataType=1&pageNo=1［Accessed 2021.8.8］

23) 厚生労働科学研究成果データベース：地域特性に応じた保健活動推進ガイドラインの開発．2018.
https://mhlw-grants.niph.go.jp/project/27538/1［Accessed 2021.8.8］

24) 鵜飼　修・他：地域診断法―鳥の目，虫の目，化学の目―．新評論，2012.

25) 高橋正泰・監修：マクロ組織論．学文社，2019，pp9-45.

26) 高橋正泰・他：経営組織論の基礎．中央経済社，1998，p69.

27) 野中郁次郎・他：組織現象の理論．千倉書房，1978，pp13-18.

28) Lewin, K.：Field Theory in Social Science：Selected Theoretical Papers. Harper & Brothers, 1951.／猪俣佐登留・訳：社会科学における場の理論．誠心書房，1979，pp223-224.

29) Weick, K. E.：The Social Psychology of Organizing. 2nd ed., McGraw-Hill, 1979.／遠田雄志・訳：組織化の社会心理学．第2版，文眞堂，1997，p172.

30) 大橋　薫：都市生活の社会学．川島書店，1973，pp135-182.

31) 倉田和四生：都市コミュニティ論．第1版，法律文化社，1985，p86.

32) 前掲書31），p87.

33) 岩崎信彦：町内会の研究．お茶の水書房，1989，pp8-11.

34) 辻中　豊・他：現代日本の自治会・町内会―第1回全国調査にみる自治力・ネットワーク・ガバナンス―．第1版，木鐸社，2014，p41.

35) Schwartz, F. J.："What is Civil Society?". The State of Civil Society in Japan（by ed. Schwartz, F. J., Pharr, S. J.）. Cambridge Undercity Press, 2003, p23.

36) 前掲書34），p21.

37) 中田　実：新版　地方分権時代の町内会・自治会．自治体研究社，2019，pp16-17.

38) 森岡清美・他：新しい家族社会学．第4改訂，培風社，1997，pp66-70.

39) 厚生労働省：令和元年（2019）人口動態統計の年間推計．人口動態総覧の年次推移．2019.
https://www.mhlw.go.jp/toukei/saikin/hw/jinkou/suikei19/dl/2019suikei.pdf［Accessed 2021.8.8］

40) 内閣府：少子高齢社会対策白書　令和元年版．婚姻・出産の状況．
https://www8.cao.go.jp/shoushi/shoushika/whitepaper/measures/w-2019/r01webhonpen/html/b1_s1-1-3.html［Accessed 2021.8.8］

41) 前掲40）．結婚に関する意識の変化．

42) 前掲40）．出産に関する意識の変化．

43) Stuart, M. E., Whall, A. & Fawcett, J.：An Analysis of the Concept of Family；Family Theory Development in Nursing. F. A. Davis Company, 1991, p33.

44) Marmot, M., Wilkinson, R. G.：Social Determinants of Health. Oxford University Press, 1999.／西　三郎・総監修：21世紀の健康づくりの10の提言―社会環境と健康問題―．日本医療企画，2002，pp39-68.

1）社会的環境と健康との関連

　人々は，生きていくうえで自らが属する社会（近隣や共同体，学校や職場，国家など）の影響を受けている．人々の健康は，その人個人の身体的・精神的要因だけでなく，社会的環境によって大きく影響を受けていることは自明である．

　国家間の環境の相違は明らかである．先進国と最貧国における平均寿命の差は30歳にも及び，その背景には貧困，政情不安，治安の悪化，教育の機会がないことなどがある．さらに同国内でも，都市部と農村部では医療機関へのアクセスや物資の供給に差があり，同じ集落のなかでも実力者と一般住民とでは享受できる資源に差がある．加えて性別や民族によって役割規範や教育の機会の差といった相違がある場合もある．

　わが国の状況を運動と食事を例として考えてみよう．

○運動

　健康の保持・増進のために適度な運動を行うことは効果的である．しかし，スポーツジムや運動場を利用するにはお金がかかったり，予約してから利用するまでに時間がかかったりする施設もある．そもそも，そのような施設がない，あっても非常に遠い環境もある．それでは，ウォーキングはどうだろうか．歩きやすく，安全な歩道がどの地域でも確保されているとは限らない．車が多く，空気が汚染されているなどかえって健康に悪影響を及ぼすような周辺環境もある．下肢や腰部に負担をかけずにウォーキングを行うには，適切な靴を準備する必要があるが，適した靴が近くで売っていないこともあるだろう．さらに，生活費を得るために長時間労働を余儀なくされている場合は，そもそも運動する時間を確保すること自体がむずかしいだろう．

○食事

　低カロリーで添加物の少ない健康的な食品を購入したり，バランスのとれた食事を整えたりすることも，社会的な影響を受ける．適切な食品が高価であったり，近隣で売っていなかったりすれば，購入できないことがある．また，どのような食品や食事が適切なのか，知識をもっていない場合もある．保健専門家に接する機会がなかったり，知識を伝えてもらう場が催されていなかったり，あっても交通が不便であることや費用が高いなどの理由により，参加できない場合には，正しい知識を得る機会自体がない．

　さらに，地域の文化や規範による影響もある．たとえば，塩気の多い漬物は，山間部の食品保存の知恵であったが，長じてその漬物でお茶を飲むことが住民のコミュニケーションの手段となり，「味の濃い漬物をつくれるのがいい嫁である」という規範ができていて，薄味の食事が好まれない地域文化もある．このように

食事や運動といった，すなわち生活習慣（ライフスタイル）は，その人が属する社会的環境に強く依存し，それがその人の健康に重大な影響を及ぼすのである．

コラム⑮ 近隣環境と身体活動との関連についての研究

全国の市町村の歩行しやすさ，および社会経済状態と死亡率の関連をみた研究では，社会経済状態が普通または高い市町村のなかでは，歩行しやすい自治体のほうが心血管疾患の死亡率が低いという結果も出ている[1]．

また，近隣のコンビニエンスストアの所在が高齢者の買い物についてのIADLと関連しているとの研究も報告されている[2]．

1) Koohsari, M. J. et al.：Local-Area Walkability and Socioeconomic Disparities of Cardiovascular Disease Mortality in Japan. Journal of the American Heart Association, 9（12）：e016152, 2020. doi：10.1161/JAHA. 119.016152.
2) Matsumoto, H. et al.：Association between neighbourhood convenience stores and independent living in older people in Japan. Australas J Ageing, 38（2）：116-123, 2019.

また，家庭内の役割分担も社会規範の影響を受ける．たとえば，子どもの世話は母親だけがするものという規範もあれば，夫婦で協力して行う，きょうだいや親せきを含めた一族全体で行うという社会もある．わが国においては，3歳児神話[*1]や，育児は母親の仕事という規範もみられるが，昔からそれが一般的だったわけではなく，一族皆が働いて交代で子どもの面倒をみたり，乳母が世話をしたりしていた時代もある．近年では，夫婦分業，父親の育児参加の推奨，さらに社会での子育てへと役割分担の考え方が変わってきている．保育所や学童保育の需要は伸び続け，病児保育や一時保育などのニーズも増しているが，充足状況は地域によってまちまちである．職場における育児休暇の取りやすさもまちまちで，男性による育児休暇を推奨する企業も増えつつある．一方で「母親は家で家事・育児をする」という家庭観に回帰する動きも根強く残っている．これらの社会規範や社会資源は，育児のしやすさにかかわり，養育者の生活や気持ちなどに影響を及ぼす．支援が不十分な場合，育児不安をかかえる母親が孤立してしまい，ひいては児童虐待にもつながりうることは大きな問題となっている．同様の事柄は，高齢者や障害者の介護・療養にもいえよう．

図2-14[1] は社会的環境が，人々の健康に多様な経路・方向で影響を与える関係性を示している．社会経済的・政治的状況は人々の社会経済的地位に関連し，それは人々の教育・職業・収入に影響を及ぼす．それが，人々の生活の場の物的環境，人々の行動や生物的要因，心理社会的要因に影響し，ヘルスケアシステムと相まって，健康とウェルビーイングの分布に影響を与える．これら健康に影響を及ぼす社会的要因を「健康の社会的決定要因（social determinant of health；SDH）と呼ぶ．

[*1] 3歳児神話：ここでは「子どもは3歳頃までは常時家庭において母親の手で育てないと，子どものその後の成長に悪影響を及ぼす」という考えのこと．

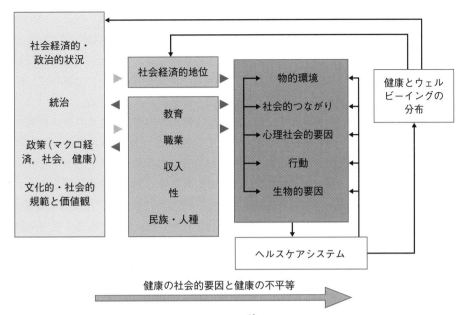

図 2-14　健康の社会的決定要因の概念枠組み[1)]
（https://www.who.int/social_determinants/corner/SDHDP2.pdf?ua=1 を筆者訳）

2）健康の社会的決定要因の定義と内容

　WHO は，健康の社会的決定要因を「人々が生まれ，育ち，生活し，働き，老いていく環境」[2)] であると定義している．これらの環境は，国際レベル，国家レベル，地域レベルにおける金銭，権力，資源の分配によって形成される．健康の社会的決定要因は，健康の不平等，すなわち国内および国家間の健康状況の不公正で避けがたい相違に影響を与えるものであるとしている．

　たとえば，女性には教育の機会が与えられなかったり，民族や社会階級によって居住地や職業が決まっていたりする場合がある（わが国もかつてはそうであった）．健康に影響するヘルスリテラシー[*2] は，受けた教育の程度によって大きく左右される．また，健康上問題（密集や過疎，環境要因の影響など）のある居住地に住んでいたり，劣悪な労働といった条件によって健康を損なう危険が高い人もいる．このような，個々人の力では変えられない条件により，健康的な人生を送る機会が不当に損なわれることは，非倫理的であり，改善の必要がある．

　社会的格差自体が健康に影響するという研究も行われている．国民所得が上がると一般的に国民の健康指標（平均寿命など）も上がるという関係は，開発途上の国々に当てはまる現象であり，先進諸国においては相関関係がみられない．そこ

[*2] ヘルスリテラシー：健康や医療に関する情報を収集し，これを正しく理解し，健康管理に適切な意思決定を行うために活用するスキル（永井良三・田村やよひ監修：看護学大辞典．第 6 版，メヂカルフレンド，2013，p1976.）

で，先進諸国に限定してみたところ，所得の不平等度が高い国ほど国民の健康度が低いという関連がみられた．これを「相対所得仮説」と呼ぶ[3]．この仮説には批判もあるが，格差の存在が主に心理社会的経路を介して，健康に対して悪影響を及ぼすこと，地域の社会経済的地位と個々人の地位とのずれがある場合に，健康状態・健康行動などが不良となることなどが，現在研究されている．

公衆衛生の専門家としては，特に社会的弱者の権利を守り，健康に関する不平等の是正に取り組む必要がある．社会的弱者とは一般に，ある社会集団内の大多数の他者との比較において，著しく不利な境遇にある者，またそのおそれのある者をいい，障害者・高齢者・女性・子どもや低所得層・不熟練労働者などをさすことが多い．わが国は，高度経済成長期を経て，1970年代頃から，比較的中流意識の高い，格差の少ない国とされてきた．しかし，昨今の経済情勢，政策，社会情勢により，貧困層，下流社会，格差社会といったキーワードが注目されるようになり，実際に

コラム⑯ 「ジニ係数」

ジニ係数（Gini coefficient）は，社会における所得分配の不平等さを表す指標である．
まず，世帯を所得の低い順に並べて，世帯数の累積比率を横軸に，所得額の累積比率を縦軸にとってグラフを書く（この曲線をローレンツ曲線という）．全世帯の所得が同一であれば，ローレンツ曲線は原点を通る傾斜45度の直線に一致する．これを「均等分布線」という．逆に，所得が不均等でバラつきが大きければ大きいほどローレンツ曲線は均等分布線から遠ざかる．ジニ係数は，ローレンツ曲線と均等分布線とで囲まれる弓形の面積の均等分布線より下の三角形部分の面積に対する比率をいい，0から1までの値をとる．0に近いほど所得格差が小さく，1に近いほど所得格差が大きいということになる．
2013年までのOECD主要国のジニ係数の推移をみると，多くの国が上昇傾向であること，わが国はほぼ中位にあることがわかる．このなかでは米国が最も高値であり，北欧諸国（デンマーク，ノルウェー・フィンランド・スウェーデン）は増加傾向ではあるものの0.3未満を維持している．

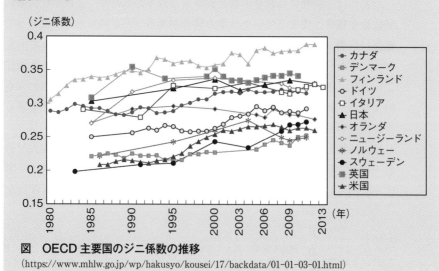

図 OECD主要国のジニ係数の推移
(https://www.mhlw.go.jp/wp/hakusyo/kousei/17/backdata/01-01-03-01.html)

所得格差の拡大がみられる．公衆衛生の専門職としての保健師は，「すべて国民は，健康で文化的な最低限度の生活を営む権利を有する」とする日本国憲法第25条に則り，すべての国民が健康的な環境下での生活を保障され，健康に関連する基本的な資源にアクセスできるように支援していく必要がある．

3）健康の社会的決定要因の改善に向けた取り組み

（1）WHOの報告

　　近年，健康の社会的決定要因の改善を通じた健康の平等に向けた取り組みが国際的に活発化している[4]．

　　WHO欧州事務局は1998年と2003年に「健康の社会的決定要因にかかわる確かな事実」という報告を発表した[5]．この報告では，所得格差，ストレス，社会的排除[*3]，失業などの要因が健康に影響することをエビデンスにもとづいて示し，健康の社会的決定要因の重要性を指摘した（**表2-8**）．

　　これを受けて，2005年にWHOに健康の社会的決定要因に関する委員会が立ち上げられ，2008年に「健康の社会的決定要因に関する委員会　最終報告書」としてまとめられた（**表2-9**）[6]．ここでは，社会的不公正は生死にかかわることであり，国家間あるいは国内で，社会的不利により健康の著しい差が存在する現状は倫理的に看過できないとしたうえで，3つの勧告がなされている．まず，「日常生活

表2-8　健康の社会的決定要因にかかわる確かな事実[5]

1　社会的勾配：それぞれの社会において，社会的階層が低いと，余命がより短く，多くの疾患がよりおこりやすい．
2　ストレス：ストレスフルな環境は，人々を心配で，不安で，対処できない気持ちにさせ，それにより健康を損ない，時には早すぎる死に至らしめる．
3　人生の早期：発達・教育の初期における健康の影響は生涯続く．
4　社会的排除：苦難と怒り，貧困，差別は命を削る．
5　仕事：職場でのストレスは疾患の危険を増大させる．仕事を自分で管理できる人ほど健康状態がよい．
6　失業：仕事の保障は健康，安寧，仕事満足度を向上させる．失業率が高いと疾患と早すぎる死が増える．
7　ソーシャルサポート：友情，よい社会的関係，強いサポーティブなネットワークは，家庭でも，職場でも，地域でも，健康を向上させる．
8　アディクション：アルコール，薬物，たばこにふける人がいるが，その使用は社会的環境に影響を受けている．
9　食物：世界市場が食料供給をコントロールしているため，健康的な食物の供給は政治的課題である．
10　移動：車の移動が少なく，良好な公共交通のバックアップのもとで，徒歩・自転車による移動が多いことが健康的である．

（https://www.euro.who.int/__data/assets/pdf_file/0005/98438/e81384.pdf より筆者訳）

[*3] 社会的排除：社会的排除（social exclusion）とは，移民や長期失業者など，社会保険などの社会制度に組み入れられず，社会の周辺に追いやられている人々の状態をいい，社会的包摂（social inclusion）と対をなす概念である．

表 2-9 健康の社会的決定要因に関する委員会 最終報告書[6]

委員会の主要な勧告
1 日常生活状況を改善する
2 権力，資金，リソースの不公平な分配に対処する
3 問題を測定して理解し，対策の影響を評価する
行動の三原則
1 日常生活の状況，つまり人々が生まれ，成長し，生活して，働き，老いていく環境を改善する.
2 権限，資金，リソース，つまり日常生活状況を形成する構造的な推進力となるものの不公平な分配に，国際レベル，国家レベル，地域レベルでそれぞれ対処する.
3 問題を測定し，対策を評価し，知識基盤を拡大し，健康の社会的要因についてよく訓練された労働力を開発し，健康の社会的決定要因について一般の人々の認識を向上させる.

表 2-10 「健康の社会的決定要因に関するリオデジャネイロ政治宣言」における加盟国の役割[8]

①健康と開発のためのガバナンスの改善
②政策決定，実施への参加の促進
③健康の不公平性の削減に向けた保健部門のさらなる再方向づけ
④グローバルなガバナンスと協力の強化
⑤進捗の監視と説明責任の強化

状況の改善」として，母子の環境改善，生活と労働の条件改善，高齢者の生活を活発にする条件があげられている．次に，「権力，資金，リソースの不公平な分配への対処」として，男女間を含めたさまざまな不公平を是正するためにガバナンスを強化し，公共の利益に適う市民社会，民間セクターなどに合法性をもたせ，支援を行うことが必要であるとしている．3 つめは「問題を測定して理解し，対策の影響を評価すること」であり，国内外の組織が，健康の公平に関するサーベイランスシステムを立ち上げること，公衆衛生に関する調査において社会的要因にもっと焦点を当てることを求めている.

2010 年のアデレード宣言では，健康の社会的決定要因に影響する政策の多くが保健・医療を専門にしない部門によって立案・施行されていることから，すべての政策において健康の視点を考慮する「Health in All Policies」が必要であるとしている[7]．具体的な政策分野として，経済と雇用，治安と正義，教育，農業と食糧，社会基盤と国土・土地利用計画，交通，環境と持続可能性，住宅とコミュニティサービス，国土と文化などがあげられている.

2011 年には WHO による「健康の社会的決定要因に関する世界会議」がリオデジャネイロで開催され，「健康の社会的決定要因に関するリオデジャネイロ政治宣言」が採択された．そのなかでは，加盟国が取り組む内容として，表 2-10 の項目が提示されている[8]．2019 年には WHO 内に社会的決定要因の専門部門が設けられた．2020 年からの COVID-19 のパンデミックにより，貧困層が感染の脅威によりさらされたり，教育を受けられなかったりするなど，さらに格差が広がっているとして，世界規模で健康の社会的決定要因に対する取り組みが進められている[9].

（2）保健師による取り組み

保健師による具体的な取り組みとしては，以下が考えられる．

①対象への直接的な働きかけ

まず，目の前の対象が直面している健康課題について，社会的背景を踏まえて実行しやすい対策を共に考え，実行できるように支援する．たとえば，その対象が入手可能な安価な食品・薬品の紹介と実際の購入方法の教示，実行可能な運動方法の教示，公的なあるいは安価な健康教育の場や健康に関する実践を共に行うグループの紹介などがあげられる．

②対象を取り巻く社会的環境への働きかけ

社会規範や文化が，健康を維持・増進するうえでの障害となっている場合は，それを改善する取り組みを行っていくことが必要である．これは，時間のかかる，困難な取り組みである．

Lewin の組織変革モデル[10] によれば，変化には「解凍，変化，再凍結」がある．好ましくない態度や行動でも，それを変化させることには苦痛が伴う．多くの変化には態度・価値観・自我像の変化が含まれ，これは当事者にとって驚きでもあり苦痛でもあるからである．それでも変化していけるのは，現在の態度や行動を不快に感じる地域の構成メンバーに対して不安感や罪の意識を感じるようになるからであり，一方で変化しても大丈夫という心理的安心感が得られることが重要である．変化の段階は，当事者自身が変化したいという動機を明確に有するとともに，ロールモデルの使用や多数の情報源からの関連情報の入手などを通して進行する．その後，新しい態度が自分に合っていること，周囲の人々がそれを歓迎していると認識することにより，再凍結が進行し，変化が定着する．

商談相手と一緒にたばこを吸うことが互いの距離を縮め，商談の成功をもたらすという規範をもつ職場や，多量飲酒にチャレンジすることが通過儀礼となって仲間の連帯感が高まるという規範をもつサークル活動で考えてみよう．

喫煙や多量飲酒により不快を感じるメンバーがいて，その害が社会的にも喧伝され不安を感じるようになるとともに，それ以外の方法でも商談を成功させたり，仲間意識をもったりすることが可能であることを主要メンバーが認識することが変化へとつながる第一歩である（解凍）．そして，実際健康的な方法で活動を成功させている職場やサークルの例を知ることなどを通して具体的な変化が生じる（変化）．さらに，それでも実際にうまくいっていることを認識し，社会的にも歓迎されていると感じれば，その変化は定着する（再凍結）．

以上を鑑みると，不健康な習慣の害を伝えるとともに，ほかの方法を提示し，影響力のある他者が実際に変化した姿を見せ，変化の後にはそれを歓迎するメッセージを送り続けることが，効果的であることがわかる．

③社会制度への働きかけ

行政の仕組みや法律を変えることで，健康的に暮らせる社会づくりに寄与するこ

ともできる．たとえば，健康のためによいものやよいことであれば，費用を投入して住民が購入したり利用したりしやすくする（スポーツジムの利用料を安くする，健康によい食品を安くするなど）．逆に，健康への悪影響の大きいものは手に入れにくくする（たばこについては，税率を上げて価格を高くするとともに禁煙の場所を増やし，路上喫煙を取り締まることで，近年喫煙率の低下がみられている）．保健師としては，何が健康にとって有益か（有害か）を見極め，エビデンスを構築し，ほかの職員や関係者とも協力して，利害関係者への働きかけや費用対効果の見積もりを行うことが必要である．

4) ヘルスサービスと社会資源

(1) ヘルスサービス利用における社会的決定要因の影響

ヘルスサービスの利用に関しては，以下の条件が必要であるとされる．

利用可能性（availability；サービスが実際に存在すること），アクセス可能性（accessibility；そのサービスに到達できること），受け入れ可能性（applicability；利用者に適したサービスが提供されていること），支払い可能性（affordability；費用の支払いが可能なこと）に加え，そのサービスに関する知識があり，そのサービスを利用すべきニーズがあると認識することが必要とされる[11]．もちろん，提供されるサービスの質が保証されていること（assurance）が前提となる．

特に社会的弱者ではこれらの条件が障壁となってサービスの利用に影響する．サービスを利用することが適切な状態になっても，必要な情報を入手できないためにサービスの存在自体を知らなかったり，自分がそれを利用できることを知らなかったりする場合がある．また，サービスの利用料を支払えない，移動手段がないなどの理由で，サービスの利用を回避する場合もある．さらにサービスの内容が合わないと感じても，違う選択肢を探すことがむずかしく，そのまま利用しなくなることもある．保健師は，こうした状況を理解し，人々が必要なサービスを利用できるよう支援する必要がある．

(2) ヘルスサービスの偏在

健康の社会的決定要因は，健康診断を受ける機会や医療機関の受診についても影響を及ぼす．わが国は国民皆保険制度をとっており，ヘルスサービスへのアクセス可能性の格差は，比較的少ない国といえる．そのなかでも，アクセス可能性は地域や個々人によって異なる．たとえば，近年，小児科や産婦人科の地域偏在が指摘されており，生産年齢女子の人口当たりの産婦人科を主たる診療科とする医師数は都道府県によって最大2倍程度異なる（**図2-15**）[12]．周産期医療センターへの搬送が60分以上かかる地域のなかで，搬送時間が短縮された地域と改善されていない地域を比較した研究では，短縮された地域において有意に新生児死亡率が低下したとされる[12]．加えて，昨今の経済情勢・社会情勢に伴い，保険料滞納によるいわゆる"無保険者"が増加していることが指摘されており（国保加入世帯の約

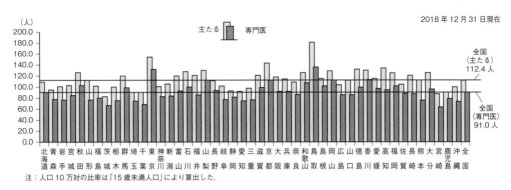

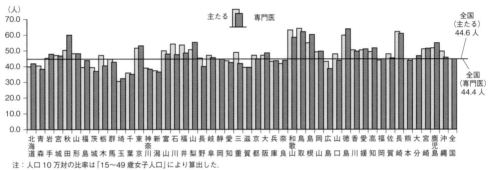

図 2-15 都道府県（従業地），主たる診療科（小児科）・専門性資格（小児科専門医）別にみた医療施設に従事する人口 10 万対医師数（上グラフ）
都道府県（従業地），主たる診療科（産婦人科・産科）・専門性資格（産婦人科専門医）別にみた医療施設に従事する人口 10 万対医師数（下グラフ）

（厚生労働省：平成 30 年（2018 年）医師・歯科医師・薬剤師統計の概況．https://www.mhlw.go.jp/toukei/saikin/hw/ishi/18/dl/kekka-1.pdf）

15%[13]，全世帯の約 9%[14]，もともと健康を害する危険性の高い低所得者などの社会的弱者が，受診や健康診断を受ける機会を逸する状況が顕在化している．

(3) 社会資源の創出

　社会福祉を支える財政（資金），施設・機関，設備，人材，法律など，利用者のニーズを充足させるために動員されるあらゆる物的・人的資源を総称したものを社会資源と呼ぶ．分類軸として，フォーマル/インフォーマル，利用者のニーズ，物的/人的という分け方がある．利用者のニーズと社会資源とを結びつけるのがケアマネジメントである．

　社会的環境の改善への働きかけのひとつの方向性として，社会資源の開発（修正を含む）がある．専門職としては，既存の社会資源が対象である人々にとって適切か，活用可能性があるか，障壁は何かといったことを評価する．たとえば，外傷による中途障害者のリハビリテーションと社会交流の場について検討する際，既存の高齢者向け通所サービスの利用は適切か，制度上の障壁は何か，利用しづらい点は何かについて考えていく．制度上の障壁をクリアでき，かつサービス内容を現行の利用者への影響がない範囲で調整できるとなれば，中途障害者にとって新たな社会

資源が創出されたことになる．しかし，それがむずかしく，かつ該当者が複数いるということになれば，既存のものの調整ではなく新たに交流の場を設けることが得策かもしれない．それが実現すればこれもまた新たな社会資源となる．さまざまなニーズをもつ人々への社会資源が充実していくことは，コミュニティ・アズ・パートナーモデル（第 2 巻第 4 章参照）における「抵抗ライン」を強めることとなり，外部からのストレッサーのダメージを解消・軽減できるようになる．

　社会資源の開発にあたっては，自助（自らの生活を自ら支える）を前提としながら，かつ公助（困窮などの状況下で公的機関が必要な生活保障を行う）の制度をきちんと整備しながら，互助（インフォーマルな相互扶助）と，共助（制度化された相互扶助）を組み合わせていくことが必要である．住民が自らの能力を発揮し，かつ自分の住む地域をよりよくするための行動を促すようにエンパワメントすること，同時に住民だけの力では解決できない外的な健康阻害要因に対してはそれを是正すべくアドボケイトしていくことが，保健師の重要な役割である．

●文献

1) WHO 健康の社会的決定要因委員会最終報告
   http://www.who.int/social_determinants/thecommission/finalreport/en/index.html
2) World Health Organization：Social determinants.
   https://www.euro.who.int/en/health-topics/health-determinants/social-determinants/social-determinants
3) 近藤克則：健康格差社会─何が心と健康をむしばむのか─. 医学書院, 2005, pp122-134.
4) 近藤克則：WHO の健康格差対策. 日本公衆衛生雑誌, 58（7）：550-554, 2011.
5) WHO：Social determinants of health：the solid facts. 2nd edition. 2003.
   https://www.euro.who.int/__data/assets/pdf_file/0005/98438/e81384.pdf
6) WHO 健康の社会的決定要因に関する委員会：一世代のうちに格差をなくそう：健康の社会的決定要因に対する取り組みを通じた健康の公平性（Closing the gap in a generation：health equity through action on the social determinants of health：final report of the Commission on Social Determinants of Health 2008（executive summary）の日本語版）. 日本福祉大学. 2013.
   http://sdh.umin.jp/translated/2008_csdh.pdf
7) World Health Organization：Adelaide Statement on Health in All Policies：Moving towards a Shared Governance for Health and Well-Being. Report from the International Meeting on Health in All Policies World Health Organization（WHO）. 2010.
   http://www.who.int/social_determinants/hiap_statement_who_sa_final.pdf
8) World Health Organization：Rio Political Declaration on Social Determinants of Health.
   http://www.who.int/sdhconference/declaration/Rio_political_declaration.pdf
   （翻訳にあたり，健康の社会的決定要因に関する世界会議の成果（© 日本福祉大学）を参照　http://sdh.umin.jp/translated/2012_wha.pdf）
9) World Health Organization：Social determinants of health. 2021.
   https://apps.who.int/gb/ebwha/pdf_files/EB148/B148_24-en.pdf
10) Lewin, K.：Field Theory in Social Science：Selected Theoretical Papers. Harper & Brothers, 1951.／猪俣佐登留・訳：社会科学における場の理論. 誠信書房, 1979.
11) Diwan, S., Moriarty, D.：A conceptual framework for identifying unmet health care needs of community dwelling elderly. The Journal of Applied Gerontology, 14（1）：47-63, 1995.
12) 厚生労働省：医師・歯科医師・薬剤師調査の概況.
   http://www.mhlw.go.jp/toukei/saikin/hw/ishi/10/dl/kekka_1.pdf

3. 健康の環境的決定要因

1）物理的，化学的，生物学的環境と健康との関係

　人々は生活していくうえで環境と接し，そこからの影響を受けている．外界と接する部分が外部環境であり，皮膚を隔てて内側が内部環境である．外部環境は前述の社会的環境のほかに物理的，化学的，生物学的環境に分けられる（**表 2-11**）[1]．

　人々の生活は環境から影響を受けるとともに影響を与えてきた．生活の営みのなかでより快適な生活を形成するために産業経済が発展し，公害という形で健康に影響を及ぼしてきた．近年では気温の上昇により熱中症が増加し，気温の変化により昆虫（蚊など）の分布が広がり，いままでとは異なる地域に動物媒介性の感染症拡大が懸念されるなど，環境と健康の関係が注目されている．

　近年の環境問題の特徴は，健康・生活環境の被害と自然環境の破壊を共にもたらす性質を有している（たとえば廃棄物やオゾン層の破壊など）こと，主として国民の日常生活や事業者の通常の事業活動から生じる環境への負荷によってもたらされている（自動車の使用，家庭の生活排水など）ことである[2]．日々の営みにより環境に与える変化が，健康問題として示されるようになってきた．

　特に気候変動が災害や健康被害を引きおこしている．2018（平成 30）年 7 月には西日本を中心に広域での豪雨による家屋の倒壊などにより人命が失われ，大きい被害となった．また，2019（令和元）年には房総半島台風（台風第 15 号）による大規模停電や東日本台風（台風第 19 号）による堤防の決壊などによる浸水被害が発生し，人的被害をもたらした．世界の年平均気温は変動しながら上昇し，わが国は 100 年当たり 1.26℃の割合で上昇している（**図 2-16**）[3]．2018 年夏には猛暑となり，夏の平均気温の上昇により熱中症の救急搬送件数が増加したが，2019 年，2020（令和 2）年と減少した．（**図 2-17**）[4]．

　次に，深刻な問題として海洋プラスチックごみや生物多様性の損失が注目される．プラスチックを使用することは日常的となっており，使用後のプラスチック廃棄物の増加が予測されている[5]．

　さらに，2019 年 12 月に新型コロナウイルス感染症が確認され，国際的な広がりを続け，風邪症状，重篤な肺炎などを引きおこし，生活，社会や経済に大きな影響を与えた．手洗い・手指消毒やマスク着用，対面によるコミュニケーション制限な

表 2-11　健康に影響を与える環境

物理的環境	気候，温度，湿度，気圧，音，放射線，振動，地勢など
化学的環境	大気，水，土壌，重金属，粉塵，廃棄物など
生物学的環境	人を含む動物，植物，昆虫，細菌，ウイルスなど
社会的環境	文化，産業，教育，医療，福祉，行政，経済，交通など

（文献 1 を参考に筆者作成）

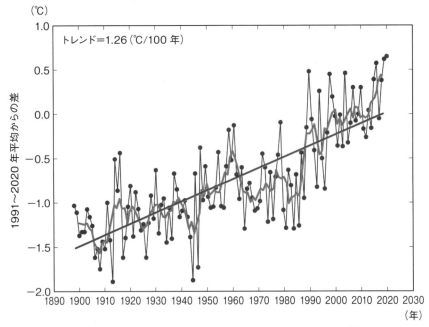

図2-16 わが国の年平均気温偏差の経年変化（1898～2020年）[3]
細線：各年の平均気温の基準値からの偏差，太線：偏差の5年移動平均値，直線：長期変化傾向．
基準値は1981～2010年の30年平均値．
（https://www.data.jma.go.jp/cpdinfo/temp/fig/an_jpn.png より）

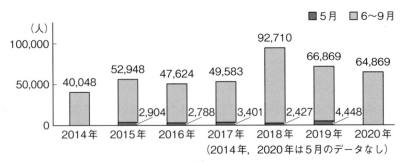

図2-17 熱中症による救急搬送人員[4]
（heatstroke_geppou_2020.pdf（fdma.go.jp）より作成）

どの予防対策が進められ，生活様式を変えることが求められた．

2）環境政策

　環境に関する戦後の政策として，1962（昭和37）年に「ばい煙の排出の規制等に関する法律」が成立した．その背景には，産業経済の発展やエネルギー消費の増大などにより大気汚染が問題となってきたことがある[2]．加えて，汚水による水質汚濁による健康被害も問題となり，1967（昭和42）年に「公害対策基本法」が制定された．この法律は，環境の保全について基本理念を定め，国，地方公共団体，

事業者および国民の責務を明確にし，国民の健康で文化的な生活の確保に寄与するとともに人類の福祉に貢献することを目的としていた．1970（昭和45）年，内閣に公害対策本部を設置し，翌1971（昭和46）年に環境庁が発足した．1993（平成5）年に「環境基本法」が成立した．この法律にもとづき，環境の保全に関する基本的な計画「環境基本計画」が策定された[2]．環境政策の重要性が高まり2001（平成13）年には省庁再編により環境庁から環境省となった．

地球温暖化への対応として1997（平成9）年，京都市において第3回気候変動枠組条約締結国会議（Conference of the Parties, COP；COP3）が開催され，京都議定書が採択された．これは先進国の二酸化炭素，メタン，一酸化二窒素（亜酸化窒素），ハイドロフルオロカーボン（HFC），パーフルオロカーボン（PFC）および六フッ化硫黄（SF6）の6種類の温室効果ガスについて，排出削減の数値目標などを定めたものである．わが国は温室効果ガスの排出量を2008〜2012年の第一約束期間に1990年より6％削減することを公約した．翌1998（平成10）年に「地球温暖化対策の推進に関する法律」が制定された．2015（平成27）年12月「第21回国連気候変動枠組条約締約国会議（COP21）」において，2020年以降の温室効果ガス排出削減等のための新たな国際枠組みとして，パリ協定が採択された[3]．

2000（平成12）年に廃棄物やリサイクル政策の基盤整備のため「循環型社会形成推進基本法」が制定された．一般廃棄物および産業廃棄物の増加やリサイクル率の鈍化，廃棄物処理施設の立地の困難性などから廃棄物・リサイクル対策を推進する基盤をつくり，関係法律を整備し，循環型社会の形成に向けた取り組みである．

生物の多様性は人間が行う開発などによる生物種の絶滅や生態系の破壊などの深刻な危機に直面している．また，地球温暖化などの気候変動は多くの生物種の絶滅を含む重大な影響を与えるおそれがある．環境基本法の理念にもとづき，生物多様性の保全と持続可能な利用について総合的かつ計画的に推進するため，2008（平成20）年に「生物多様性基本法」が成立した．豊かな生物多様性を保全し，その恵みを享受できる自然と共生する社会を実現し，地球環境の保全に寄与することを目的としている．

海洋に関しては，2009（平成21）年7月に「美しく豊かな自然を保護するための海岸における良好な景観及び環境の保全に係る海岸漂着物等の処理等の推進に関する法律（海岸漂着物処理推進法）」が施行された．さらに，2018年6月に海洋環境の保全の観点などを追加し，「美しく豊かな自然を保護するための海岸における良好な景観及び環境並びに海洋環境の保全に係る海岸漂着物等の処理等の推進に関する法律」として改正され，マイクロプラスチック対策が盛り込まれた．同年，第4次循環型社会形成推進基本計画が閣議決定され，2019年5月にプラスチック資源の循環を総合的に推進するための戦略「プラスチック資源循環戦略」が策定された．これにもとづく取り組みの一環として，消費者のライフスタイルの変革を促すため，レジ袋有料化を2020年7月から実施[5]している．2021（令和3）年3月には「プラスチックに係る資源循環の促進等に関する法律案」が閣議決定された．プラスチック使用製品の設計から廃棄物処理に至るまでの過程でプラスチック資源循

環の取り組みを進めている.

環境中の化学物質が子どもの健康や成長に与える影響について，国政的に関心が向けられている．環境省は 1996（平成 8）年度から地域住民の健康状態と大気汚染との関係を観察し，必要に応じて措置を講じるため，大気汚染にかかわる環境保健サーベイランス調査[2]を行っている．3 歳児と 6 歳児を対象として，呼吸器症状や問診票による健康調査と一般環境大気測定局における大気汚染データから，喘息様症状の有病率と大気汚染物質の濃度などとの関連について地域差や経年変化を分析している．また，2005（平成 17）年度から幹線道路沿道における局地的大気汚染と呼吸器疾患との関係を解明するため「局地的大気汚染の健康影響に関する疫学調査—そらプロジェクト」が行われ，自動車排出ガスへの曝露と喘息発症についての検討が行われた．学童調査において一部に自動車排出ガスへの曝露と喘息発症に関連性が認められた[2]．また，2010（平成 22）年度より「子どもの健康と環境に関する全国調査（エコチル調査）」[2]が行われている．この調査は子どもの健康に影響を与える環境要因を明らかにするため，10 万組の親子を対象とし，両親の血液や臍帯血，母乳などを分析するとともに子どもが 13 歳になるまで追跡調査を行うものである．

3）環境の基準と評価

（1）環境アセスメント

環境から影響を受けているわたしたちは，環境を継続的にアセスメントすることにより，健康への被害を防ぐ仕組みをつくっている．水を利用するためにダムをつくったり，生活に必要な電気を得るために発電所をつくったり，大規模な開発などにおける重大な環境影響を防止するためには，事業の必要性や採算性だけでなく，環境の保全についてもあらかじめよく考えていくことが求められる[6]．

環境アセスメントは 1969（昭和 44）年に米国で制度化され，わが国では 1972（昭和 47）年に公共事業での環境アセスメントが導入されるようになった．1993 年に制定された環境基本法において，環境アセスメントの推進が位置づけられるとともに，制度の見直しが検討され，1997 年に環境影響評価法が成立した[6]．

環境アセスメントの対象となる環境要素には，大気環境（大気質，騒音，振動，悪臭など），水環境（水質，底質，地下水など），土壌環境（地形，地質，地盤など），植物，動物，景観廃棄物など[6]がある．地域特性や事業特性に応じて調査や予測，評価を行っている．

（2）環境基準

人の健康の保護および生活環境の保全のうえで維持されることが望ましい基準として，終局的に，大気，水，土壌，騒音をどの程度に保つことを目標に施策を実施していくのかという目標を定めたものが環境基準である[7]．これは行政上の政策目標であり，人の健康などを維持するための最低限度としてではなく，より積極的に

維持されることが望ましい目標[7]（環境基本法第16条1）とされる.

①大気の基準

大気は自浄作用が弱いものの，大気中の有害物質は降雨による有害物質の洗い流しや紫外線による分解によりある程度減少する. しかし，酸性雨や光化学スモッグの発生などの環境問題に転換されることが多い. 大気汚染・微小粒子状物質にかかわる環境基準を表に示した（**表 2-12**）[8]. 大気汚染の原因物質の多くは，石炭や石油などの化石燃料の燃焼により生じる. 焼却炉やボイラー，自動車などから浮遊粒子状物質（SPM）や微小粒子状物質（PM2.5），窒素酸化物（NO_X），などが空気中に排出されることにより生じる.

②水の基準

人の体内水分量は年齢により異なるが約60%である. 体液は身体を巡り，酸素や栄養素を運び，二酸化炭素などの老廃物を体外へ排出する. また汗を出し体温調整を行ったり，代謝を促進したり体内環境を一定に保つ. 水は生命に欠かせないものであるが，湖や河川，海，地下水などの水の汚染が健康へ影響を与えてきた. 1985年にSnowによって，ロンドンにおけるコレラ大流行は井戸水の汚染によると推定され，収束に至った. 当時は水が原因であるとは考えられていなかった. 本来，海や河川には微生物などによる自浄能力が備わっている. しかし，一定以上に汚染が進んだ場合には自浄能力が機能しなくなる. 産業革命により工業化が進むにつれて，工業廃水が河川に排出され，わが国においても重金属や化学物質による水の汚染が問題となり，水俣病やイタイイタイ病の公害病をもたらした.

そのため，人の健康の保護および生活環境の保全のため，公共用水域の水質汚濁にかかわる環境基準を設けている. これは「人の健康の保護に関する環境基準（27項目）」と「生活環境の保全に関する環境基準」からなる[9].「人の健康の保護に関

表 2-12　大気汚染・微小粒子状物質にかかわる環境基準[8]

物質	環境上の条件
二酸化いおう（SO_2）	1時間値の1日平均値が0.04 ppm以下であり，かつ，1時間値が0.1 ppm以下であること
一酸化炭素（CO）	1時間値の1日平均値が10 ppm以下であり，かつ，1時間の8時間平均値が20 ppm以下であること
浮遊粒子状物質（SPM）	1時間値の1日平均値が0.10 mg/m^{3}以下であり，かつ，1時間値が0.20 mg/m^{3}以下であること
二酸化窒素（NO_2）	1時間値の1日平均値が0.04 ppmから0.06 ppmまでのゾーン内またはそれ以下であること
光化学オキシダント（O_X）	1時間値が0.06 ppm以下であること
微小粒子状物質	1年平均値が15 μg/m^{3}以下であり，かつ，1日平均値が35 μg/m^{3}以下であること

（環境省：大気汚染に係る環境基準. http://www.env.go.jp/kijun/taiki.html より）

する環境基準（27項目）」には，カドミウム，全シアン，鉛，六価クロム，ヒ素，総水銀，アルキル水銀，PBCなどの基準値が設定されている．また，「生活環境の保全に関する環境基準」は河川と湖沼があり，水素イオン濃度，生物化学的酸素要求量（Biochemical Oxygen Demand；BOD），浮遊物質量（Suspended Solid；SS），溶存酸素量（Dissolved Oxygen；DO），大腸菌群数などの基準値が設定されている．BOD，SS，DOは自浄能力を表す項目である．

水道水については，水道法第4条に水質基準が定められており，①病原生物に汚染されていないこと，②シアン，水銀そのほかの有毒物質を含まないこと，③銅，鉄，フッ素，フェノールそのほかの物質をその許容量を超えて含まないこと，④異常な酸性またはアルカリ性を呈しないこと，⑤異常な臭味がないこと，⑥外観は，ほとんど無色透明であること，の要件が定められている．具体的には，水質基準に関する省令により，一般細菌，大腸菌，カドミウム，水銀，セレン，鉛，ヒ素などの51項目（健康関連31項目＋生活上支障関連20項目）[10]が設定されている．水質基準以外にも，水質管理上留意すべき27項目を水質管理目標設定項目，毒性評価が定まらない物質や，水道水中での検出実態が明らかでない45項目を要検討項目とし，必要な情報・知見の収集を行っている[11]．

③土壌の基準

土壌が汚染されると，農作物への有害物質の蓄積や地下水の汚染につながる．土壌汚染に関する基準は，神通川流域において神岡鉱山の廃水に含まれていたカドミウムが土壌に蓄積し，作付けされた米を食べることで，カドミウムが人の体内に蓄積されたことにより発生したイタイイタイ病がきっかけとなった．1970年に「農用地の土壌の汚染防止等に関する法律」が制定された．その後工場跡地などからの重金属や化学物質が検出されたことから1991（平成3）年に「土壌の汚染に係る環境基準」が示され，2002（平成14）年には「土壌汚染対策法（土対法）」が制定された．有害物質が地下水に溶け込んだものを口にすることから，25項目の土壌溶出量基準を設定し，土壌を直接口にしたり肌に接したりすることによるリスクにはカドミウム，六価クロム，水銀など9項目の土壌含有量基準を設定している．

④放射線防護

環境中の放射線による被ばくに多く関心が向けられるようになったきっかけは，2011（平成23）年の東日本大震災による東京電力福島第一原子力発電所の事故である．地球上で生活しているすべての人々は環境から放射線を受けている．宇宙からくる放射線であったり，大地からの放射線（主としてγ線），ラドンからの放射線（α線）であったり，いずれも五感では感じ取れないものである．

放射線に使われる単位Sv（シーベルト）は人体への影響を推し量るときの単位であり，等価線量と実効線量を表す単位となる．等価線量とは人体への放射線の吸収量と放射線負荷係数により求められ，組織や臓器ごとの線量であり，実効線量は等価線量の総和から求められる全身の線量である．

放射線による健康影響については，ある一定以上の線量に被ばくすることで症状が現れる確定的影響と放射線の影響が将来にがんや白血病などとして現れてくる確

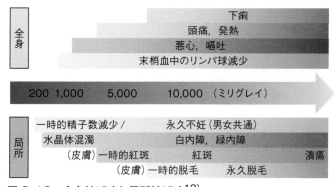

図 2-18　全身被ばくと局所被ばく[12]

（https://www.env.go.jp/chemi/rhm/r1kisoshiryo/img/slide/r1kiso-03-03-01.png）

率的影響がある．確定的影響でのある一定以上の線量をしきい線量といい，同じ線量を多数の人が受けたときに全体の 1％ の人に症状が発生する量を示す（**図 2-18**）[12]．確率的影響にはしきい線量がないと仮定し，健康影響が現れる確率を低くして，管理する必要がある．

　放射線防護に関する防護基準を勧告することを目的としているのが国際放射線防護委員会（ICRP）である．ICRP は放射線被ばくの有害な影響から人と環境を守るため適正な水準の防護に寄与するとし，2007 年勧告において一般公衆の線量限度を 1 mSv/年，職業人の線量限度を 100 mSv/5 年かつ 50 mSv/年と提示している．職業被ばくは職業人として業務の過程で受ける放射線であり，公衆被ばくは職業被ばくや医療被ばく以外の一般の人々が受ける放射線である．わが国は職業被ばくについては「電離放射線障害防止規則（第 4～6 条）」により，ICRP 勧告と同基準を適用している．ただし，女性の職業人の線量限度として，5 mSv/3 カ月，妊娠と診断された後出産までの腹部表面の等価線量限度 2 mSv，内部被ばくによる実効線量限度 1 mSv と定めている．また，2021 年 4 月から電離放射線障害防止規則の改正により，放射線業務従事者の眼の水晶体に受ける等価線量限度が，100 mSv/5 年および 50 mSv/年[13] と改められた．

（3）環境リスク評価

　リスクとは，大辞泉によると「危険または結果を予測できる度合い．予想どおりにいかない可能性」とされる．リスクとは危険な状態に陥る可能性である．一般的には「被害の大きさ×発生確率」や「有害性の強さ×曝露量」などで示される．

　環境中へ有害性物質が排出されると環境中での分解や変化がおこる．人が有害物質などに曝露され，それらを吸収することにより体内へ分布し，内部環境に変化がおこり代謝により排出される．曝露量によっては恒常性（ホメオスタシス）が維持されずに，健康に影響を与えることになる．

　環境リスクを定量化していくために環境へのリスクアセスメントが行われる．リ

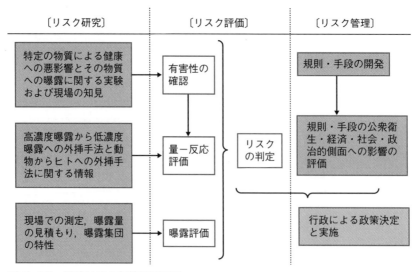

図2-19 環境リスク対策の枠組み
（環境庁：環境白書総説 平成8年版. 1996, p283.）

スク研究をもとに行われるリスク評価（**図2-19**）[14] は有害性の確認，量－反応評価，曝露評価からなる．有害性の確認は特定の物質が健康へ悪影響を与える可能性を判定する[15]．また，量－反応評価は有害物の負荷量と集団の何％が反応したかの反応割合によって示される．反応は個体差があり，おのおのの遺伝的，環境的，社会的要因の影響を受ける．曝露評価は，原因となる物質などの環境中の動態や代謝，分布，曝露量の予測などを測定し，人にどの程度の曝露があるのかを評価する．これらを総合してリスク判定が行われる．この判定とリスク管理による政策決定の過程において，リスクを理解し共有するためにリスクコミュニケーションが行われる．

　人は環境からさまざまなリスクを受け取りながら，日常生活を送っている．リスクを正確に受け止め，そのうえでどのような対策を行うのか，その判断を専門家が行うだけではなく，一般市民と共有されるようになってきた．リスクコミュニケーションとは，リスクの情報を一般市民や専門家などの関係者が共有し，相互にリスクに対する考えを意見交換しながら意思疎通を図り，リスクへの理解やリスクへ向き合う対策を構築していく過程である．リスクコミュニケーションを行っていくうえでは，リスクに目を向けるだけではなく，リスクを負うことに伴う便益（メリット，利益など）にも目を向け，双方向の評価を行うことが重要である．

4）公害による健康被害

　公害は人為的な原因により，地域住民が受ける被害や自然環境の破壊である．環境基本法では，「環境の保全上の支障のうち，事業活動その他の人の活動に伴って

生ずる相当範囲にわたる大気の汚染，水質の汚濁，土壌の汚染，騒音，振動，地盤の沈下及び悪臭によって，人の健康又は生活環境に係る被害が生ずること」を公害としている．

　戦後，工場からのばい煙や汚水による環境への汚染がおこり，公害による健康被害が社会的問題へと発展した．水俣病，新潟水俣病，イタイイタイ病，四日市喘息は四大公害病といわれ，1967年に公害対策基本法の制定につながった．典型7公害として大気汚染，水質汚濁，土壌汚染，騒音，振動，地盤沈下，悪臭がある．また，汚染物質を排出した原因者が費用負担を行うことにより健康被害者に対する補償給付を行う，「公害健康被害の補償等に関する法律」が1974（昭和49）年に制定されている．対象疾病は，原因物質と疾病のあいだに特異的な関係のない疾病（気管支喘息，慢性気管支炎，肺気腫，喘息性気管支炎）と特異的な関係のある疾病（水俣病，イタイイタイ病，慢性ヒ素中毒）である[2]．

　水俣病は魚介類に蓄積されたメチル水銀を経口摂取することにより，四肢末端の感覚障害や運動失調，平衡機能障害，求心性視野狭窄，歩行障害，構音障害などの症状が現れる神経系疾患である[2]．胎児期に母体が汚染魚介類を経口摂取することで生後発症する胎児性水俣病は，知能障害や運動障害をきたす[2]．熊本県と鹿児島県の水俣湾周辺地域と新潟県の阿賀野川流域において発生がみられた．

　イタイイタイ病はカドミウムの慢性中毒により腎臓障害が生じ，次いで骨軟化症をきたし，これに妊娠，授乳，内分泌の変調，老化および栄養としてのカルシウムなどの不足などが誘因となって，激痛を引きおこす[2]．1955（昭和30）年頃から富山県神通川流域におこり，2019年3月末で約200人が認定されている[2]．しかし，まだその発生機序は不明な点もあり，健康影響の解明が進められている．

5）環境問題に対する国際的な流れ

　便利さや効率性を求めた開発は自然の生態系を破壊し，わたしたちの生活が脅かされる事態となる．環境問題を地球規模でとらえていくため，1972年「Only One Earth」をテーマに国連人間環境会議（ストックホルム会議）が開催され，人間環境宣言（ストックホルム宣言）が採択された．「人は，尊厳と福祉を保つに足る環境で，自由，平等および十分な生活水準を享受する基本的権利を有するとともに，現在および将来の世代のため環境を保護し改善する厳粛な責任を負う」とし，人は環境に関する基本的権利と責任があることを示した[16]．

　近年の国際的な環境問題として，気候変動や海洋プラスチックごみ汚染，生物多様性の損失などがあげられる．

（1）気候変動

　WHOによれば気候変動は2030〜2050年のあいだに年間約250,000人の追加死亡を引きおこし，下痢性疾患，マラリア，高齢者の熱中症，農業生産の減少による低栄養などによる死亡を引きおこすと予想されている[17]．台風や洪水といった災

表2-13 1.5℃と2℃の地球温暖化に関する主な予測の比較[5]

	1.5℃の地球温暖化に関する予測	2℃の地球温暖化に関する予測
極端な気温	・中緯度域の極端に暑い日が約3℃昇温する ・高緯度域の極端に寒い夜が約4.5℃昇温する	・中緯度域の極端に暑い日が約4℃昇温する ・高緯度域の極端に寒い夜が約6℃昇温する
強い降水現象	・世界全体の陸域で，強い降水現象の頻度，強度および／または量が増加する ・いくつかの北半球の高緯度地域および／または高標高域，東アジアならびに北アメリカ東部において，1.5℃に比べて2℃の地球温暖化においてのほうがリスクが高くなる	
森林火災	・2℃に比べて1.5℃の地球温暖化においてのほうがリスクにおいて伴う影響が低い	
生物種の地理的範囲の喪失	・調査された105,000種のうち，昆虫の6%，植物の8%および脊椎動物の4%が気候的に規定された地理的範囲の半分以上を喪失する	・調査された105,000種のうち，昆虫の18%，植物の16%および脊椎動物の8%が気候的に規定された地理的範囲の半分以上を喪失する
漁獲量の損失	・海洋での漁業について世界全体の年間漁獲量が約150万トン損失する	・海洋での漁業について世界全体の年間漁獲量が約300万トン損失する
サンゴ礁の消失	・さらに70〜90%が減少する	・99%以上が消失する

（http://www.env.go.jp/policy/hakusyo/r02/img/p015_gif）

害により人命への影響や食料生産にも影響を与えており，日常生活や社会活動への影響も大きくなっている．

　1988（昭和63）年に世界気象機関（WMO）および国連環境計画（UNEP）により，気候変動に関する政府間パネル（IPCC）が設立された．科学的な知見を集約・評価し，一般に利用できるものとするため，評価報告書や特別報告書などを公表している[5]．第五次評価報告書では，気候システムの温暖化は疑う余地がないこと，21世紀半ば以降の温暖化の主な要因は人間活動の可能性がきわめて高い[5]ことが示された．また，1986〜2005年平均に対する2081〜2100年の世界平均地上気温の上昇量は0.3〜4.8℃となり，世界平均海面水位の上昇は26〜82cmの範囲に入る可能性が高い[2]．このような変化は，健康に影響を与えることが予想されている．京都議定書は限られた国の参加であったため，新興国の排出量の増加などにより新たな国際的な枠組み構築に向けて，2010年メキシコで開催されたCOP16において，カンクン合意が採択された[2]．その後2015年フランスで行われたCOP21において，2020年以降の温室効果ガスの排出削減などに向けた取り組みを進めるための枠組みとして，パリ協定が採択された[5]．世界共通の長期目標として，産業革命前からの地球の平均気温上昇を2℃より低く抑え，1.5℃に抑える努力を継続することなどが設定された[5]．1.5℃と2℃に抑えた場合の予測を表2-13に示す．

(2) 海洋プラスチックごみ汚染・生物多様性の損失

　地球規模での廃プラスチック有効利用率の低さや海洋プラスチックごみは，国際的に課題とされている．2015年9月「国連持続可能な開発サミット」で採択され

た持続可能な開発目標（SDGs）で，国連加盟193カ国が2016〜2030年の15年間で達成するために目標を掲げた．目標14として海洋・海洋資源の保全があり，「2025年までに，海洋堆積物や富栄養化を含む，特に陸上活動による汚染など，あらゆる種類の海洋汚染を防止し，大幅に削減する」こととした．2017（平成29）年12月に国連環境総会（UNEA3）において「海洋プラスチックごみおよびマイクロプラスチック」に関する決議が採択された．

また，生物多様性の問題は前述の気候変動や海洋プラスチック汚染と相互に関連し，国際的な社会・経済システムとも深くかかわっている．さらに人類の生存を支え，さまざまな恵みをもたらすもの[5]である．気候変動は種の絶滅・生育域の移動，減少，消滅などにつながる可能性がある[5]．海洋プラスチックごみによりクジラの胃から大量のビニール袋が見つかるなど，生態系への影響が懸念されている[5]．2018年10月にWWFは「Living Planet Report：生きている地球レポート2018」を発表し，世界の生物多様性は過去40年間で60％減少，一方，人類の消費による地球環境への負荷は過去50年間で190％増加した[18]ことを報告した．

1992（平成4）年5月に生物多様性の保全，生物多様性の構成要素の持続可能な利用，遺伝資源の利用から生じる利益の公正かつ衡平な配分を目的とした「生物多様性条約」が採択[5]された．2010年に愛知県名古屋市で開催された生物多様性条約第10回締結国会議において，2050年までの長期目標である「自然と共生する世界」の実現，2020年までの短期目標として「生物多様性の損失を止めるために効果的かつ緊急な行動を実施する」を掲げた．2019年に短期目標を実現するための個別目標（愛知目標20項目）の達成状況について一部順調な進展がみられるものの，森林や水産資源，汚染を有害でない水準にするなどの項目で停滞・後退の評価を受け，目標達成に向けた社会的変革が必要とされている．

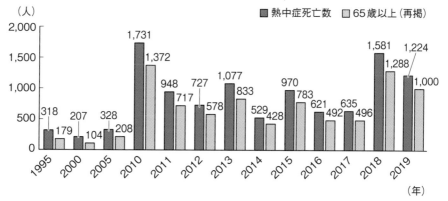

図2-20　熱中症死亡数年次推移
（https://www.mhlw.go.jp/toukei/saikin/hw/jinkou/tokusyu/necchusho19/index.html より作成）

6）公衆衛生看護と環境

　環境からの影響により日常生活や健康を脅かす事態が少なからず生じていることから，近年環境への関心が高まっている．先に述べた気温の上昇による熱中症への対応，地震や水害などの自然災害や原子力発電所などの事故による避難生活，新型コロナウイルス感染症による感染予防により生じた社会・経済活動の自粛などである．環境と健康が密接に関連し，対応する機会が増加している．ここでは，熱中症について述べる．

　気温上昇による熱中症による死亡が2008年以降1,000人を超えるようになり，特に65歳以上の高齢者割合が高く推移している（**図2-20**）[19]．日常の保健活動のなかで，熱中症予防の取り組みが重要となる．体温調整機能が十分ではない乳幼児と体温調節機能が低下している高齢者はリスクが高く，注意する必要がある．保健師は熱中症を予防するための工夫や，熱中症になったときの対処方法について，日常の保健活動において啓発活動を行うよう努めることが必要である．

〈熱中症関連の参考資料〉

・厚生労働省 熱中症関連情報［施策紹介，熱中症予防リーフレット，熱中症診療ガイドラインなど］

　http://www.mhlw.go.jp/stf/seisakunitsuite/bunya/kenkou_iryou/kenkou/nettyuu/

　「健康のため水を飲もう」推進運動

　http://www.mhlw.go.jp/topics/bukyoku/kenkou/suido/nomou/

　STOP！熱中症 クールワークキャンペーン［職場における熱中症予防対策］

　http://www.mhlw.go.jp/stf/seisakunitsuite/bunya/0000116133.html

・環境省 熱中症予防情報［暑さ指数（WBGT）予報，熱中症環境保健マニュアル，熱中症予防リーフレットなど］

　http://www.wbgt.env.go.jp/

・気象庁 熱中症から身を守るために［気温の予測情報，天気予報など］

　http://www.jma.go.jp/jma/kishou/know/kurashi/netsu.html

　異常天候早期警戒情報 http://www.jma.go.jp/jp/soukei/

・消防庁 熱中症情報［熱中症による救急搬送の状況など］

　http://www.fdma.go.jp/neuter/topics/fieldList9_2.htm

●文献

1）田中正敏：環境と健康．第4版，杏林書院，2009，p2.
2）厚生労働統計協会：国民衛生の動向2020/2021．2020，pp331-357.
3）気象庁：日本の年平均気温．
　　https://www.data.jma.go.jp/cpdinfo/temp/an_jpn.html［Accessed 2021.3.30］
4）総務省消防庁：令和2年（6月から9月）の熱中症による救急搬送状況.

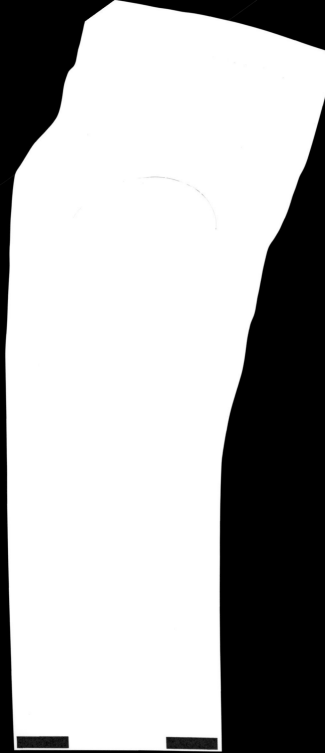

https://www.fdma.go.jp/disaster/heatstroke/items/heatstroke_geppou_2020.pdf〔Accessed 2021.3. 30〕

5) 環境省：令和 2 年度版　環境・循環型社会・生物多様性白書（PDF 版）. 2020, pp5-36.
http://www.env.go.jp/policy/hakusyo/r02/pdf.html〔Accessed 2021.3.9〕

6) 環境省大臣官房環境影響評価課, 環境影響評価情報支援ネットワーク：環境アセスメントガイド.
http://assess.env.go.jp/1_seido/1-1_guide/index.html〔Accessed 2021.3.19〕

7) 環境省：環境基準.
https://www.env.go.jp/kijun/〔Accessed 2021.3.19〕

8) 環境省：大気汚染に係わる環境基準.
http://www.env.go.jp/kijun/taiki.html〔Accessed 2021.3.19〕

9) 環境省：水質汚濁に係わる環境基準.
https://www.env.go.jp/kijun/mizu.html〔Accessed 2021.3.22〕

10) 厚生労働省：水質基準項目と基準値（51 項目）.
https://www.mhlw.go.jp/stf/seisakunitsuite/bunya/topics/bukyoku/kenkou/suido/kijun/kijunchi.html〔Accessed 2021.3.22〕

11) 厚生労働省：水質基準について.
https://www.mhlw.go.jp/stf/seisakunitsuite/bunya/topics/bukyoku/kenkou/suido/kijun/index.html〔Accessed 2021.3.23〕

12) 環境省：放射線による健康影響等に関する統一的な基礎資料上巻. 平成 30 年度版.
http://www.env.go.jp/chemi/rhm/h30kisoshiryo/attach/201903mat1-03-12.pdf〔Accessed 2021.3.24〕

13) 厚生労働省：改正電離放射線障害防止規則及び関連事業について.
https://www.mhlw.go.jp/stf/seisakunitsuite/bunya/koyou_roudou/roudoukijun/anzen/0000186714_00003.html〔Accessed 2021.3.24〕

14) 環境庁：環境白書総説 平成 8 年版. 1996, p283,

15) 関沢　純：リスク環境の評価.
http://www.env.go.jp/chemi/communication/taiwa/text/risuku.pdf〔Accessed 2021.3.22〕

16) 人間環境宣言. 世界大百科事典 第 2 版（Web）. 平凡社.〔Accessed 2021.3.30〕

17) WHO：Quantitative risk assessment of the effects of climate change on selected causes of death, 2030s and 2050s,2014.
https://www.who.int/globalchange/publications/quantitative-risk-assessment/en/〔Accessed 2021.3.26〕

18) WWF：生きている地球レポート 2018.
https://www.wwf.or.jp/activities/activity/3779.html〔Accessed 2021.3.26〕

19) 厚生労働省：熱中症による死亡数　人口動態統計（確定数）.
https://www.mhlw.go.jp/toukei/saikin/hw/jinkou/tokusyu/necchusho19/index.html〔Accessed 2021.3.26〕

第3章 公衆衛生看護の倫理

1. 倫理は日常生活のなかにある

　保健師は，日常実践のなかで，施設入所を望む家族と自宅にいたい高齢者の狭間で悩むなど，どのように判断したらよいかわからない状況に直面することが多い．そのようなときの判断基準となる知識と方法を提供するのが倫理[*1]である．

　わたしたちは「倫理」という言葉を聞くと，遺伝子治療や臓器移植にかかわる問題，生命維持装置の取り外しなどをイメージして「むずかしい」「とっつきにくい」ととらえてしまいがちである．倫理とは「人間のあり方」「行為の規範」「人間関係の理法」であるともいわれるが，ここでは「人々の関係のなかで生じる幸福や安寧にかかわる問題について，自分のあり方や行いが，人として良いか・悪いか，正しいか・間違っているかを考える活動」[1,2]と定義する．わたしたちは日頃から「あれは良い（悪い）よね」とか，「それをしたのは正しい（間違っている）と思うよ」と話している．改めて意識していなくても自分の内面の道徳基準に照らして考えているのである．このように倫理は日常生活のなかにある．

　倫理には，「どうあるべきか」といった人としてのあり方（内面的な特質や性格）に焦点を当てた徳の倫理と，「どうすべきか」といった行為に焦点を当てた原則の倫理[1~5]（倫理的に考えるための方法）がある[*2]．

2. 公衆衛生看護の倫理

　ここでは公衆衛生看護の倫理を，倫理の考え方を公衆衛生看護の分野に応用したもの（応用倫理の一分野）ととらえる．

　倫理の定義の「人として」を「保健師として」に置き換えてみよう．そうすると

[*1] 倫理は社会や職業集団の規範を示すもので公的な性格が強く，道徳は個人の基準を示すものであるといわれるが，ここでは倫理と道徳を同義語としてとらえる．

[*2] 近年は「ケアの倫理」も注目されている．ケアの倫理は，「他者のニーズにわたしはどのように応答すべきか」を問い，とるべき行為を導くアプローチであり[2]，「自分と他者との関係性」に焦点を当てて意思決定する方法である．

「人々の関係のなかで生じる幸福や安寧にかかわる問題について，自分のあり方や行いが，保健師として良いか・悪いか，正しいか・間違っているかを考える活動」となる．保健師が日頃，住民や労働者など支援の対象となる人々やほかの専門職とかかわるなかで，人々の「健康や安寧」のために，保健師としての態度や行為が「良いのか・悪いのか」「正しいのか・間違っているのか」を自分の内面の道徳的基準に照らして考えることである．公衆衛生看護活動は，人々の「健康や安寧」のために行うものであり，それ自体が倫理的な実践である[3]．

「保健師にとってのより良いあり方や行いとは何か」を検討することは，「公衆衛生看護や保健師とは何か・何をすべきか」を考えることになり，公衆衛生看護の倫理は，公衆衛生看護学の体系的な哲学や知識を発展させるものでもある．

3. 公衆衛生看護実践の基盤となるもの

公衆衛生看護実践において倫理的行動をするための判断基準のひとつとして倫理原則がある（**表3-1**）[3~5]．

個別ケアをしながら社会の人々（集団）を含む社会システムに働きかける公衆衛生看護の特徴から，ここでは看護職の行動基準となる「看護職の倫理綱領」と，社会の人々（集団）や社会システムを対象とするときの行動基準となる「公衆衛生の倫理」および「法・制度」を実践の基盤として取り上げる．

1）看護職の倫理綱領

専門職の条件となる専門職組織は，保健師の場合は日本看護協会である．国際的には国際看護師協会（International Council of Nurses；ICN）があり，それぞれに倫理綱領がある．倫理綱領とは，その組織のメンバーの倫理的な行動指針であり，その職業の行動範囲を社会に対して示す社会声明でもある．

日本看護協会で示される倫理綱領（資料②「看護職の倫理綱領」：164頁参照）は，看護職（保健師・助産師・看護師）に共通する行動規範である．人間としての尊厳と権利の尊重，平等に看護を提供すること，信頼関係を築くこと，意思決定支

表3-1 倫理原則

自律の尊重：人が自己決定し，選択できることを尊重すること．人を自律した個人として尊重すること
無害：害を行わないこと
善行：良いことを行うこと．その人の利益となるように意図した行い
公正：公平に行うこと．平等な人々を公平に扱うこと
正直：真実を告げること．うそをつかないこと
忠誠：誠実であること．約束を守ること

援，秘密の保持，危害から保護すること，他職種との協働，よりよい社会づくりへの貢献などが示されている．

国際看護師協会[6]では，「看護師の専門職としての第一義的な責任は，看護を必要とする人々に対して存在する」とし，看護職は看護を必要とする人々に最も重要な責任を負っていることを明らかにしている．

2）公衆衛生の倫理

公衆衛生は，社会が人々の健康のための条件を保証するために組織的に行うものである．公衆衛生の倫理の特徴は，公衆衛生を提供する組織を前提としているところにある．それは自治体や会社・事業所などである．直接的に公衆衛生を提供するのは，行政では公衆衛生を担当する部署，たとえば保健所や健康づくり課などであり，会社・事業所では労働者の健康を管理する総務課などの部門となり，保健師はそれら部署に所属して公衆衛生看護活動を実施する．

2019 年，米国公衆衛生学会（American Public Health Association）は，公衆衛生の倫理綱領を示した．これらは公衆衛生の倫理の特徴から，公衆衛生の実践者と組織を対象として示されている．表 3-2 に，公衆衛生の中心的価値と関連する責務，および公衆衛生の機能領域別政策と実践のための倫理的行動指針をあげた[7]．

公衆衛生の中心的な価値は公衆衛生実践者と組織の倫理的責務を示している．専

表 3-2　米国公衆衛生学会（American Public Health Association）による公衆衛生の倫理綱領（2019 ver.）[7]

公衆衛生の中心的価値と関連する責務
A．プロフェッショナリズムと信頼
B．健康と安全
C．健康の正義と公平性
D．相互依存と連帯
E．人権と市民的自由
F．包摂と参加

公衆衛生の機能領域別政策と実践の倫理行動指針
領域 1：コミュニティが直面する住民の健康状態や公衆衛生上の問題に焦点を当てたアセスメントを実施して普及する
領域 2：健康の問題と環境的な公衆衛生上の危険を調査し，コミュニティを守る
領域 3：健康の問題や機能について市民に周知し啓発する
領域 4：コミュニティと関わり，健康の問題を特定し対処する
領域 5：公衆衛生の政策と計画を策定する
領域 6：公衆衛生に関する法律を施行する
領域 7：健康・医療に資する社会資源を利用しやすくする
領域 8：有能な公衆衛生担当者を保持する
領域 9：プロセス，プログラム，介入を評価し，継続的に改善する
領域 10：公衆衛生のエビデンス基盤に貢献し応用する
領域 11：行政的および管理的能力を維持する
領域 12：公衆衛生統括機関と関わる能力を維持する

（筆者訳）

門職としての実践を行い社会的な信頼を得ること（A．プロフェッショナリズムと信頼），健康への害を回避あるいは最小化し，安全や健康および安寧を高めること（B．健康と安全），個人とコミュニティの社会階層上の地位にかかわらず必要な資源や健康に資する機会の公平な分配を促進すること（C．健康の正義と公平性），人間や人間以外の動物，コミュニティが生活する生態系において，個人や社会，環境のあいだのプラスの関係を促進すること（D．相互依存と連帯），個人の自律や自己決定，プライバシーを尊重し，対人関係や施設内において支配関係がない社会文化的な条件を尊重し維持すること（E．人権と市民的自由），社会全般に対して透明性を保ち，説明責任を果たし，多様な人々やコミュニティ，利害関係者を意思決定プロセスに参加させること（F．包摂と参加）である．

3）法と制度

わが国においては，人々の幸せや権利と義務を定義し，国の統治の目的と方法を示したすべての法や制度の基盤となる最高法規が日本国憲法である．日本国憲法では，基本的人権を保障することを理念としており（第11条），「すべて国民は，個人として尊重される」（第13条）．日本国憲法は国民に自由と権利を保障するので

表3-3　日本国憲法の権利と義務に関する条文（抜粋）

第3章　国民の権利及び義務

第11条　国民は，すべての基本的人権の享有を妨げられない．この憲法が国民に保障する基本的人権は，侵すことのできない永久の権利として，現在及び将来の国民に与へられる．

第12条　この憲法が国民に保障する自由及び権利は，国民の不断の努力によつて，これを保持しなければならない．又，国民は，これを濫用してはならないのであつて，常に公共の福祉のためにこれを利用する責任を負ふ．

第13条　すべて国民は，個人として尊重される．生命，自由及び幸福追求に対する国民の権利については，公共の福祉に反しない限り，立法その他の国政の上で，最大の尊重を必要とする．

第14条　すべて国民は，法の下に平等であつて，人種，信条，性別，社会的身分又は門地により，政治的，経済的又は社会的関係において，差別されない．

第25条　すべて国民は，健康で文化的な最低限度の生活を営む権利を有する．
　　　2　国は，すべての生活部面について，社会福祉，社会保障及び公衆衛生の向上及び増進に努めなければならない．

• 権利（人権）にかかわる条文

自由権
　　精神的自由権：思想・良心の自由（第19条），信教の自由（第20条），表現の自由（第21条），学問の自由（第23条）
　　経済的自由権：職業選択の自由（第22条），財産権の保障（第29条）
　　人身の自由：奴隷的拘束からの自由（第18条），適正手続きの保障（第31条）
社会権：生存権（第25条），教育を受ける権利（第26条），勤労の権利（第27条），労働基本権（第28条）
その他の人権：請願権（第16条），国家賠償請求（第17条），裁判を受ける権利（第32条），刑事補償請求（第40条），参政権（第79条，第96条）

• 義務にかかわる条文

子女に教育を受けさせる義務（第26条），勤労の義務（第27条），納税の義務（第30条）

あって（第 12 条），国民の権利とは「生命，自由及び幸福追求」（第 13 条）である．また，「すべて国民は，法の下に平等であって，人種，信条，性別，社会的身分又は門地により，政治的，経済的又は社会的関係において，差別されない」（第 14 条）とある（**表 3-3**）．

このように，わが国では日本社会の構成員としての国民の基本的人権と自由の権利を尊重すること，すなわち個人は尊重されるべきとする絶対的価値観があり，法の下に平等であるとしている．そして，国民には権利とともに義務を設定し，個人の権利は他者を害しない範囲で行使できることを示している（公共の福祉）．また，日本国憲法 25 条では，生存権保障の国の責務を示している（**表 3-3**）．これは，日本国憲法が個人の自由と権利を保障しながら，健康で文化的な最低限度の生活ができない経済的・社会的弱者については国が救済する（介入する）考え方を示している．

保健師は，法や制度を具体化する活動をしており，とりわけ保健師が所属することの多い自治体は公共政策を立案・実施する役割を担っている．すべての法や制度は日本国憲法にもとづき制定される（たとえば，日本国憲法 25 条を受けて生活保護法，国民健康保険法，国民年金法，食品衛生法，環境基本法などが制定されている）．日本国憲法は保健師にとって最も重要な倫理的な規範である[*3]．

一方で，これらの法や制度の制定および政治的取り組みには，社会における幸福をどのようにとらえ，どのように取り組むのか，人々の権利や義務をどのようにとらえ，尊重するのか，所得や富をいかに分配するのかといった基盤となる考え方が必要になる．その基盤となる思想・理論が正義（Justice）論であり，そのいくつかを 19 頁に示した．

4. 公衆衛生看護の倫理的実践

公衆衛生看護は住民や労働者など対象となる人々のために社会的に価値のあるサービスを提供する．そして，専門職としての実践は，道徳的態度を統合した倫理的実践である．以下に公衆衛生看護の倫理的実践において重要な概念と実践のあり方をあげた．

1）尊厳の尊重

保健師の最も重要な使命と責任は，対象である「人々の人権を守る」ことにある

[*3] 法律は成文化されており，規定は厳密で明確で，法の下にすべての人が同じ扱いを受け，従わなければならないものである．一方，倫理は成文化されず，守らせる厳密な定めもない．法は道徳規範の最小限の部分とされる．

（「基本的人権を守る」についての定義は 18 頁参照）．日本看護協会の看護職の倫理綱領の最初に「看護職は，人間の生命，人間としての尊厳及び権利を尊重する」とある．また，専門職の実践に統合される道徳的態度は「支援する対象者を同じ人間として尊重する」ことである．公衆衛生看護，保健師として最も重要なことは人を人として尊重すること，人の尊厳を尊重することである．

2) アドボカシー：その人らしく生きられるよう支援・サポートする

アドボカシーとは，対象となる人のために代弁する・擁護することであり[2]，対象となる人々にとって重要な情報を提供し，その人らしく尊厳をもって生きられるようにサポートする権利擁護者（アドボケイト）としての役割を示すものである．それには，実践において常に対象となる人々の尊厳，権利を尊重した支援を行う，対象となる人々に自身の尊厳を守る権利があることを伝えて自分の思いに沿った自己選択・決定ができるように情報提供と支援を行う，対象となる人々の尊厳や権利が侵害されたときには代弁したり，保護したりすることが含まれる．アドボカシーは対象となる個人だけでなく社会に対しても行われる．孤立死の多い地区に見守りネットワークをつくるなど，集団や社会を対象とした支援もアドボカシーであり，これは地域社会や組織を対象とする保健師の特徴である．

保健師は国の施策を具体化することが多い．この場合，目的や実施方法を明示した形で国から事業実施が求められるため，いかに事業を実施するかに焦点が当てられてしまうことがある．また，人々の健康増進のための事業を計画・実施する場合，目の前に支援する患者がいる病院での看護とは異なり，目の前に支援対象者である住民や従業員が見えないため，当事者不在の計画・実施になる可能性がある．これはパターナリズム*4 に陥りやすいことを示している．

保健師は，日常の活動から住民の生活とニーズを把握し，政策や事業が人々の生活やニーズに沿ったものであるかに敏感でなければならないし，人々に適した方法で実施しなければならない．保健師は，住民や労働者の生活実態を知り，法や制度を直接具体化する役割を担う．そのため，法や制度のなかで人々の人権を守るように支援しなければならないし，法や制度が人々の生活実態に合っておらず，人権を侵す可能性がある場合はそれを提言するなど，保健師はアドボカシーにもとづき，法や制度と人々の人権や生活との橋渡しをすることが求められる．

3) 協働：対象となる人々や他職種と協働する

対象となる人々への質の高い支援の提供と権利擁護のためには，対象となる人々や他職種などの関係者と意識して支援目的を共有し，支援方法を計画したり，実施

---

*4 本人の意思にかかわりなく，本人の利益のために本人に代わって意思決定すること．

したりする際に協働することである．協働する関係者には同僚の保健師も含まれる[3]．

協働には，互いの専門性を認め合い（住民であっても当事者としての生活に関する専門的な知識と技術がある），互いの意見を尊重し，信頼し合い，互いに役割を明確にしてそれぞれの力を活かせるような関係性（パートナーシップ）が必要である．それは特定のだれかが一方的に決定権をもつといった権力構造がないものである（「パートナーシップ」についての定義は18頁参照）．

保健師にとって以下の2つの理由から，とりわけ協働が必要である．

1つには，事業実施などにおいてパターナリズムに陥りやすいため，対象集団の人々との協働は不可欠である．たとえば，健康フェスティバルや孤立死予防のための住民ネットワークづくりの企画から実施，評価まで，住民と協働することによって，住民のニーズに沿った住民に適した方法で実施できる．また，事業実施のすべての過程を対象となる人々と協働することは，人々がその事業のやり方・手続きを認めること・合意することを含んでおり，それは手続き的公正[*5]となる．さらに，それは事業遂行の透明化となり，人々に対する説明責任を果たすことになるとともに，人々の信頼を得ることができる[8]．

2つめの理由は，保健師は住民や医師，ケアマネジャー，心理カウンセラー，民生委員など，所属する組織や部署の異なる多様な専門職とともに活動するからであり，個人の支援方針や方法，事業の目的や実施方法について，異なる立場から別の意見が出されることが多い．そのため保健師には意識した協働が不可欠となる．とりわけ，行政に所属する保健師は，行政組織内で行政事務職や他職種および関係者とともに活動することが多く，意見が異なることもある．公衆衛生は社会として組織的に行うものであり，行政組織にその責任がある．また健康は人間の生活のあらゆる側面に関連している．保健師は「健康に関する事業だから，福祉や社会教育に関する事業は関係ない」と考えるのではなく，最終的な目的である住民の安寧のために，組織として協働して機能するように考える必要がある．

4) 公平性：公平なサービスの分配

事業や政策立案という形で人々（集団）への支援を行う保健師にとって，健康の保持・増進のためのサービスが，必要とされる人々に最も効果があるように公平に分配されることは重要である（表3-4）．

保健医療福祉サービスの分配では，実施する事業が本当に効果があるのかどうかを十分に吟味したうえで，最大の効果が得られるものを提供しなければならない．対象集団の人々のニーズにもとづいたものか，地域アセスメントや文献などによって吟味されたエビデンスにもとづいたものかが重要となる．Childress ら[8]は，事業を実施する際には以下の5つを考慮すべきとしている．

[*5] 一定の手続きを経て出された結果は公正であるとすること．その手続きについて合意がある，あるいは合意を得やすいという前提がある．これに対し，分配した結果の公正を分配的公正という．

表3-4 保健医療福祉サービスの分配についての考え方

- サービスは平等に利用できなければならない.
- 同じニーズをもつ人々は, サービスを得るための機会が平等に保障されていなければならない.
- たとえば, 高齢者に対して計画された保健プログラムは, 対象となるすべての高齢者に利用可能なものでなければならない.
- 保健医療福祉サービスの分配については, 人々のニーズにもとづいて行われる.
  ある人がほかの人よりも大きなニーズがある場合は, その人は多くのサービスを得ることができなければならない.
- たとえば, 介護認定で要介護度5と認定された高齢者は, 要介護度3と認定された高齢者よりも, 多くの介護サービスを利用できなければならない.

①その事業は効果があるか

②その事業は必要なものか

③得ようとする利益(たとえば予防接種による感染症の予防)は負担や害(たとえば予防接種の副作用の出現率)を超えたものか

④法や人権を侵していないか

⑤対象となる人々や所属組織で認められたものか

　また, 対象となる人々が情報に平等にアクセスできるようにし, 利用しやすいものでなければならない.

5) アカウンタビリティ(accountability)を果たす

　アカウンタビリティとは, 説明責任または結果責任であり, すでに行った行為の結果に対する責任, またはそれを説明する責任のことである[2]. 結果に至るまでのプロセスに責任を負うということであり, 専門職としての責任(目的をもった行い)をどのように果たしたかを示すことである[3]. また, 専門職が実施した行為について対象となる人々に満足できる理由や説明を提供できることである. 専門職である保健師は, 行った活動に対して, なぜそれを行ったのかをきちんと説明できなければならない. 「いつもやっているから」「かわいそうだから」では専門職の実践とはいえない. たとえば, 毎年度実施している生活習慣病予防のための健康教室, あるいは地区ごとの健康相談事業について, 住民や行政事務職から実施理由を尋ねられたとき, 「毎年予算がついているから」では理由にならない.

　保健師は, 実施した事業についてきちんと説明ができるように計画・実施のプロセスを明らかにし, 評価して対象集団の人々に公開しなければならない. また, 住民と事業実施の過程を協働することが事業遂行の透明化となり, 住民に対する説明責任を果たすことにもなる.

　集団を対象とする公衆衛生にとって, 公的な説明責任(アカウンタビリティ)はとりわけ重要である. 対象集団の人々に関する情報と実施した事業の内容および方法, 実施すると判断した根拠と結果を, 対象集団の人々に対して, 明らかにすることが重要であり, それは組織(自治体や会社・事業所など)が実施する公衆衛生に

関する公正性を示すことである．実施に関する情報を正確に明らかにすることは，対象集団の人々からのフィードバックを求めることでもある．そのことから透明性を確保することになり，人々からの信頼を高めることにつながる．とりわけ行政にとっては，主権者である国民への説明責任は当然の義務である．さらに情報公開法（行政機関の保有する情報の公開に関する法律）によって，外部の請求に対して行政機関のもつ情報開示が義務づけられている．

6) 秘密を守り（守秘義務），個人情報を保護する

守秘義務とは，職務上知り得た秘密を正当な理由なく外に漏らしてはいけないという法的および倫理的責務のことである[2]．保健師助産師看護師法第 42 条の 2，国家公務員法第 100 条第 1 項，地方公務員法第 34 条第 1 項によって守秘義務が法律で定められており，看護職の倫理綱領（資料②「看護職の倫理綱領」：164 頁参照）

OECD 8 原則	個人情報取扱事業者の義務
● 目的明確化の原則 　収集目的を明確にし，データ利用は収集目的に合致するべき ● 利用制限の原則 　データ主体の同意がある場合，法律の規定による場合以外は目的以外に利用使用してはならない	● 利用目的をできるかぎり特定しなければならない（第 15 条） ● 利用目的の達成に必要な範囲を超えて取り扱ってはならない（第 16 条） ● 本人の同意を得ずに第三者に提供してはならない（第 23 条）
● 収集制限の原則 　適法・公正な手段により，かつ情報主体に通知または同意を得て収集されるべき	● 偽りその他不正の手段により取得してはならない（第 17 条）
● データ内容の原則 　利用目的に沿ったもので，かつ，正確，完全，最新であるべき	● 正確かつ最新の内容に保つよう努めなければならない（第 19 条）
● 安全保護の原則 　合理的安全保障措置により，紛失・破壊・使用・修正・開示などから保護するべき	● 安全管理のために必要な措置を講じなければならない（第 20 条） ● 従業者・委託先に対する必要な監督を行わなければならない（第 21, 22 条）
● 公開の原則 　データ収集の実施方針などを公開し，データの存在，利用目的，管理者などを明示するべき ● 個人参加の原則 　自己に関するデータの所在および内容を確認させ，または異議申し立てを保証すべき	● 取得したときは利用目的を通知または公表しなければならない（第 18 条） ● 利用目的などを本人の知り得る状態におかなければならない（第 24 条） ● 本人の求めに応じて保有個人データを開示しなければならない（第 25 条） ● 本人の求めに応じて訂正などを行わなければならない（第 26 条） ● 本人の求めに応じて利用停止などを行わなければならない（第 27 条）
● 責任の原則 　管理者は諸原則実施の責任を有する	● 苦情の適切かつ迅速な処理に努めなければならない（第 31 条）

＊各義務規定には適宜除外事由あり

図 3-1　OECD8 原則と個人情報保護法における個人情報取扱事業者の義務規定の対応
（太田勝正，前田樹海編著：エッセンシャル看護情報学．第 3 版，医歯薬出版，2020，p82．より）

表 3-5　個人情報に関する定義等

個人情報
　生存する個人に関する情報であって，特定の個人を識別することができるもの（他の情報と容易に照合することができ，それにより特定の個人を識別することができるものを含む.），又は個人識別符号が含まれるもの. 個人に関する情報は，氏名，性別，生年月日，顔画像等個人を識別する情報に限られず，個人の身体，財産，職種，肩書等の属性に関して，事実，判断，評価を表す全ての情報であり，評価情報，公刊物等によって公にされている情報や，映像，音声による情報も含まれ，暗号化等によって秘匿化されているか否かを問わない.

個人識別符号
　当該情報から特定の個人を識別できるものとして令に定められた文字，番号，記号その他の符号をいい，これに該当するものが含まれる情報は個人情報となる. 細胞から採取されたデオキシリボ核酸（別名 DNA）を構成する塩基の配列，健康保険法にもとづく保険者番号や被保険者等記号・番号など.

要配慮個人情報
　診療録等の診療記録や介護関係記録に記載された病歴，診療や調剤の過程で，患者の身体状況，病状，治療等について，医療従事者が知り得た診療情報や調剤情報，健康診断の結果及び保健指導の内容，障害（身体障害，知的障害，精神障害等）の事実，犯罪により害を被った事実等.

個人情報の匿名化
　当該個人情報から，当該情報に含まれる氏名，生年月日，住所，個人識別符号等，個人を識別する情報を取り除くことで，特定の個人を識別できないようにすること. 顔写真の目の部分をマスキングする，その人と関わりのない符号又は番号を付すなど.

（厚生労働省個人情報保護委員会：医療・介護関係事業者における個人情報の適切な取り扱いのためのガイダンス. 2020. https://www.mhlw.go.jp/content/000681800.pdf から抜粋）

にも示されている. ここで重要となるのが何をだれに漏らす（伝える）のかという範囲である. 対象者の支援にかかわりない人に，業務上知り得た情報を安易に漏らしてはいけないし，個人情報の管理・取り扱いについては，匿名化するなど細心の注意を払わなければならない.

　2003 年には，経済協力開発機構（Organization for Economic Cooperation and Development；OECD）の理事会勧告に示された 8 つの基本原則にもとづいて，個人情報保護法が制定された（図 3-1）. 個人情報保護法は事業者を対象としているが，事業者はそこに所属する従業員の監督義務があるとされ，保健師はこの法律にもとづいて活動する必要がある. 2017 年には，医療・介護関係事業者における個人情報の適切な取り扱いのためのガイダンスが示された. それにもとづいた，個人情報の定義などを表 3-5 に示した.

　行政においては，「行政機関の保有する個人情報の保護に関する法律」「特定個人情報の適正な取扱いに関するガイドライン（行政機関等・地方公共団体等編）」がある. 保健師は個別にかかわっている事例はもちろんのこと，集団を対象とすることから多くの個人情報を把握している. 特に集団についての情報，たとえば健診データなどの公開に際しては，所属する組織の責任として検討し，取り扱う必要がある. 近年，若い世代だけでなく多くの人々がソーシャル・ネットワーキング・サービス（SNS）を利用している. 一度，個人情報を掲載してしまうと，二度と取

り消すことはできずに拡散してしまう．同僚や友人とのグループ間のやり取りであっても，いつの間にか外部に漏洩する可能性もある．個人情報についてはけっして掲載してはならない．

5. 公衆衛生看護実践における倫理的課題

　公衆衛生看護の実践における倫理をわかって活動していても，現場において保健師は「良いか・悪いか」「正しいか・間違っているか」を判断できずに悩み，倫理的ジレンマ[*6]を感じることは多い．保健師の実践において日常的に判断に悩み，倫理が必要な状況（倫理的課題）がある．

　保健師は対象者と家族の生活と人生に長期にわたり継続してかかわるという特徴がある．保健師は，施設入所か在宅かなど，その人の人生にかかわる決定を本人や家族とともに考え，互いに尊重し信頼できる関係のなかで，その人が納得して最善の選択ができるように支援している．このような倫理的意思決定の支援プロセス自体が保健師に特徴的な「技術」であり，それは「手技」ではないが，対象者との協働によってつくりあげる質の高い「技術」である．

　公衆衛生看護実践によくみられる倫理的課題をみてみよう．

1）家族との意見の相違

　日頃，保健師が直面することの多い倫理的課題のひとつは，「家族との意見の違い」である[9,10]．たとえば家で暮らしたいと望む高齢者と，そのためには在宅サービスを利用すれば家で暮らせると考える保健師と，施設への入所を希望する家族との考え方の違いなどである．これには，家族構成員間の境界線が曖昧であるという日本文化が関連し，保健師も家族の意見を尊重する傾向があり，支援対象である本人と家族との狭間でジレンマを感じることが多いといわれている．

　軽度の認知症の高齢者Aさんは，自分は自宅にいることを望んでいるが，同居する家族が施設入所を望んでいるため，その思いを伝えることができない．保健師は，Aさんに自分の人生についての決定なのだから自分の思いを家族に伝えてよいこと，そのうえで家族とよりよい方法を考えることを伝えたり，家族とAさんが話し合える機会を設けたり，また在宅介護サービスや施設に関する情報を提供したりすることができる．このことで，Aさんと家族がよりよい選択ができるように共に考えることができるだろう．

[*6] 複数の対立する価値，考え方の板挟みになり，どちらに結論を下したらよいか迷う状況．

2) 他職種，行政事務職との意見の相違

　保健師の活動では，所属組織が異なる専門職とも協働する．支援方法について他職種間で意見が異なることもある．また，保健師の場合，児童相談所，福祉課のケースワーカー，保育園や学校の先生，地域の民生委員など，多様な職種とのあいだで意見の相違を調整していくところに実践の特徴がある．

　さらに，行政に所属する保健師では，行政事務職と事業計画・実施・評価，業務範囲や役割分担について意見が分かれることもある．これは，法や制度をいかに遂行するかなど事業実施の手続きに主眼をおく行政事務職と，住民の健康と安寧という目的達成のために事業内容に関心がある保健師との仕事の目的ややり方の違いにもとづくものである[11]．これは，構成員のほとんどが医師や看護師などの医療専門職である医療施設との大きな違いである．

> 　B 保健師は，できるだけ住民の声を反映して町の健康づくり計画を作成したいと考えている．そこで住民とのワーキンググループをつくり，平日の夜間と土曜日に何回か集まって話し合ってもらう計画を立て，事務職上司の課長に相談した．ところが課長は計画をみるなり，「ワーキンググループの回数が多いじゃないか．費用と時間をかけずに計画をつくれないか検討してくれ」と言った．町の税収は多くなく，財政が厳しいことはわかっているが，住民に使ってもらえる計画をつくるには住民と協働して行う必要があると思う．B 保健師は事務職上司が大切にしている思いを理解したうえで，なぜ住民と協働して健康づくりを進めていく必要があるのか，どのようなメリットがあるのかをわかりやすく説明する必要があるだろう．また町の限られた財源のなかで工夫することも考慮すべきである．事務職上司を計画策定や準備・実施，住民とのワーキンググループに巻き込みながら進めること，日頃から話し合える関係性をつくっておくことも大切である．

3) 契約にもとづかない支援

　保健師は，介護保険や医療保険でのサービスのように契約にもとづくのではなく，対象者から求められない状況で生活の場にかかわる場合がある．たとえば，児童虐待の疑いがある親にかかわる場合がそうである．親は保健師が訪問することを希望しないが，保健師は親とかかわりをもちたいと思う．この場合保健師は，親との関係を断たないように関係づくりをしながら，子どもを守る働きかけを行う．なぜなら，親との関係が崩れてしまうと子どもの生命の危険にかかわるからである．そのため，親の意向と保健師の意向が対立しないギリギリのところで折り合いをつけざるをえず，そのため倫理的な問題を生じやすい状況にある[12]．

C保健師は，3カ月前から両親からの虐待が疑われる5歳のDちゃんの家族にかかわっている．Dちゃんは，1日に2回は母親が購入したコンビニエンスストアの弁当を食べている．C保健師は子どもにもっとバランスのとれた栄養価の高い食事をとらせてほしいと思っている．しかし，あまり両親に要望すると「もう来なくてもいい」と言われてしまう．両親との関係が切られると，それによりDちゃんの生命にかかわることになりうる．保健師は母親を責めることなく支持しながら，関係を保ち，Dちゃんの状態を確認しながら訪問を続けている．また，職場の課内で情報を共有したり事例検討したりするとともに，Dちゃんの姉の保育園の園長など関係者とも情報を共有しながら複数の目で親子の状況を確認できるようにしている．また児童相談所とも連携を取りながら，緊急事態が生じた際の対応を確認している．

4) サービスの公平な分配

　保健師にとって，保健医療福祉サービスをどのように公平に分配すべきか，いかに効果的に提供できるかは重要であり，現場で悩むことの多い倫理的課題である[10]．

　E保健師は，家に閉じこもりがちの高齢者を対象とした介護予防教室の担当となった．教室は転倒予防のための講話や体操，レクリエーションなどを中心とし，5人のスタッフが保健センターで週1回開催している．広報は町の広報誌で行った．しかし，1,000人の対象者のうち，毎回参加するのは決まった15人である．ここでは何が問題だろうか？　介護予防事業が一部の人（15人）に提供されているだけで，必要とされる人々（985人）に届いていないということである．介護予防事業の情報がニーズのある人々すべてにきちんと届けられていたのか，利用しやすいものだったのかを調べる必要がある．町の広報誌だけの周知では広報誌を読まない，読めない高齢者がいるかもしれない．公共交通機関のない地域では，車を運転できない高齢者が何キロも離れた保健センターで行われる介護予防事業に参加することはできないだろう．
　また，町の税金が一部の人のみのために使われることは公平でない．先の例でいえば，15人の参加者に毎週5人のスタッフがかかわることは効率的でない．そもそもこの事業はこの地域において優先すべき事業だったのだろうか．さらに，この介護予防事業は，本当に効果が得られるものだったのかも検討する必要がある．

ステップ1：全体の問題の状況把握
- 事実関係を明確にする
- 疾患や判断能力にかかわる事実（O情報）を列記する
- 対象の語りや行為（S情報）を整理する
- 関係者の状況，思い，意見などを列記する
- 関係する法や組織のルールなどを列記する

ステップ2：問題の分析・整理
- 状況にかかわりのある人を列挙し，各人が大切にしている価値や思いを整理する
- それらの価値がどのように関連し合い，対立がみられるか整理する
- 問題の根源は何か

ステップ3：行動の選択肢の列挙
- 行動の選択肢を列挙する
- それぞれの行動をとった場合にどうなるか，利点と欠点を考える

ステップ4：とるべき行動の最終判断
- ステップ3の選択肢のなかから取るべき行動を決定し，その理由を述べる
- とるべき行動をどのように行うか考える

振り返り
- 事例検討を行った感想や反省
- 今後の実践に活かしたいこと

図3-2　倫理的意思決定のための方法の一例-4ステップモデル

（小西恵美子：看護倫理 よい看護・よい看護師への道しるべ. 改訂第3版, 南江堂, pp. 136-143, 2021., 麻原きよみ・他：平成23-26年度科学研究費時補助金「公衆衛生看護の倫理」教育のモデル構築と検証：カリキュラム・教育方法・教材の開発報告書. を参考に作図）

6. 倫理的実践のために

　保健師として重要なのは，公衆衛生看護の倫理を意識して行動するとともに，倫理的な課題を認識できること（倫理的感受性）である．対象となる人々の人権が侵害されていたり，保健師を含む支援者のかかわりや事業が害を与えていたりする可能性に気づくことができるか，利益があるかわからない事業を予算がついているという理由だけで継続することに疑問をもつことができるかである．常に誰のための活動かを意識して実施することが必要である．看護職としての保健師の第一義的な責任は，看護を必要とする人々に対して存在することを忘れてはならない[6]．

　倫理的実践のために，個別支援においては日頃から対象者と関係づくりを行い，その人の本当の思いを見出すかかわりをしていく．倫理的課題に直面したとき，そのままにする，あるいは「どうせできない」と早急に結論を出さないことである．専門職である保健師は対象者の健康と安寧をあきらめるわけにいかないのである．系統的に問題を吟味する．経験を蓄積し，以前の事例と新しい事例の倫理的課題，その対応の類似性と違いから検討してみることである．系統的な吟味には，倫理的意思決定のための方法が役立つだろう．**図3-2**にその一例をあげた．

　さまざまな人々がかかわり，組織的・社会的制約が複雑に絡み合った倫理的課題

は，個人の努力だけでは簡単に解決できるものではないし，正解や明確な回答はないものである．「自分には能力がない」とあきらめる必要はない．それは保健師一個人の能力の問題ではないからである．重要なのは，その時，その場で，対象者にとって最善の判断を行い，実践できることであり，皆で話し合って検討し，よりよい支援ができることである．特に公衆衛生は組織的に行うものである．先輩や上司に相談して経験から学ぶ，他職種に相談したり話し合う，事例検討会に提出するなど，アクションをおこしてみることが大切である．

●文献

1) アン・デービス，太田勝正：看護とは何か–看護の原点と看護倫理．照林社，1999，pp12-132.
2) 小西恵美子：看護倫理 よい看護・よい看護師への道しるべ．改訂第3版，南江堂，2021，pp2-130.
3) Fry, S.T., Johnstone, M. J.：Ethics in Nursing Practice A Guide to Ethical Decision Making. 3rd ed., Blackwell publishing, 2008.／片田範子，山本あい子・訳：看護実践の倫理 倫理的意思決定のためのガイド．第3版，日本看護協会出版会，2010．pp3-84.
4) Beauchamp, T. L., Childress, J. F.：Principles of biomedical ethics.3rd ed., Oxford University Press, 1989.／永安幸正，立木教夫・監訳：生命医学倫理．成文堂，1997.
5) Beauchamp, T. L., Childress, J. F.：Principles of biomedical ethics. 6 th ed., Oxford University Press, 2009.
6) The International Council of Nurses：ICN Code of Ethics for Nurses. 2021.
   https://www.icn.ch/system/files/2021-10/ICN_Code-of-Ethics_EN_Web_0.pdf［Accessed 2021. 11. 15］
7) American Public Health Association：Public Health Code of Ethics.
   https://www.apha.org/-/media/files/pdf/membergroups/ethics/code_of_ethics.ashx［Accessed 2021. 10.29］
8) Childress, J. F. et al.：Public health ethics mapping the terrain, Journal of Law. Medicine & Ethics, 30：170-178, 2002.
9) Asahara, K. et al.：Ethical Issues in Practice：A Survey of Public Health Nurses in Japan. PublicHealth Nursing, 29（3）：266-275, 2012.
10) 麻原きよみ：保健師は日常の活動のなかで倫理的ジレンマを感じている．保健師ジャーナル，64（2）：144-148, 2008.
11) 麻原きよみ・他：自治体で働く事務職と保健師がとらえる保健師の仕事に関する認識．日本公衆衛生看護学会誌，8（2）：80-88, 2019.
12) Horstman, K., Rens-Leenaarts, E.V.：Beyond the boundary between science and values：Re-evaluating the moral dimension of the nurse's role in cot death prevention. Nursing Ethics, 9（2）：137-154, 2002.

第**4**章 公衆衛生看護の歴史

1. 欧米の公衆衛生看護の始まり

　世界の公衆衛生看護の始まりは，1800年代，貧困による生活困窮，衛生状態の悪化が深刻な都市において，感染症対策や乳児死亡率の改善のため，自宅や施設に出向き，衛生教育などを行った訪問看護などに起源をみることができる．

1）英国

　1800年代，英国のリバプールは貿易が盛んな港町で，ロンドンに並ぶ都市として発展したが，経済格差による貧困層の拡大が深刻化していた．Rathbone, William は，1850〜60年代にかけて，貧困のために医療が受けられない患者の救済に尽力し，Rathbone 夫人は，公衆浴場や公共の洗濯場などをつくって，公衆衛生の向上に努めた[1]．しかし，Rathbone 夫人は，志半ばで病に倒れ，Rathbone は，夫人が亡くなるまで，女性看護師を雇って看護をした．Rathbone は，その女性看護師の看護に感動し，病気で苦しむ貧しい人々が在宅看護を受けられるようにとその女性看護師を説得し，訪問看護を開始した．

　1862年，Nightingale, Florence の協力によって，リバプール看護師養成学校が開設され，ディストリクトナース（district nurse，地区看護婦）の養成が始まった．Nightingale は，貧民の健康問題の改善に向けて数々の提案をし，看護を病院の外に広げていったことから公衆衛生看護のパイオニアともいわれた[2]．

　一方，1862年，マンチェスターでは，保健訪問（health visiting）が始められ，貧困者の家庭を訪問し，感染症予防，乳幼児保健活動が発展していった．

2）米国

　米国では，1877年，ニューヨーク市女性伝道会が訪問看護を開始し，1886年にはフィラデルフィア訪問看護協会，ボストン地区看護教育協会などが続いた．この頃の訪問看護は，病気のケアだけでなく，衛生教育などヘルスプロモーション活動にも積極的に取り組んでいた．

　また，宗教家や学生などが，都市の貧困地に宿泊所・託児所などの設備を設けて

活動するセツルメントが盛んであった．1893年には，ヨーロッパからの移民が多く住むニューヨークのイーストサイドに，Wald, Lillian D. が，ヘンリー・ストリート・セツルメントを開設した．これは世界初の看護セツルメントであり，病人の訪問やヘルスプロモーション活動に取り組んだ．ヘンリー・ストリート・セツルメントは，米国における公衆衛生看護，訪問看護の先駆けといわれている．1912年，Wald は，全米公衆衛生看護協会を結成して初代会長を務め，地域の看護活動を社会に根づかせていった．

2. わが国の公衆衛生看護の歴史

　公衆衛生看護は，その時代の社会状況や政策の影響を受けながら，人々の生活や健康課題に応じる形で発展してきた．わが国の公衆衛生看護の始まりは，明治・大正時代にさかのぼる．この頃から，公衆衛生看護は，栄養不足や不衛生な環境による感染症対策に取り組み，戦後は，国民の衛生状態の改善に力を発揮した．高度経済成長期に入り，感染症は減少したものの疾病構造が変化し，公衆衛生看護は，母子保健，精神保健，生活習慣病対策の確立などに貢献した．近年では，乳幼児虐待や新興感染症，大規模災害の発生という社会的課題への対応が求められている．

　歴史的な書物をひも解くと，時代の流れのなかで，その土地の文化・風習や住民の生活に根差した公衆衛生看護活動が行われていた．公衆衛生看護に携わった人々の熱い情熱が語り継がれ，住民の健康や命を守るために，看護職が格闘してきたことが伝わってくる．明治・大正時代から脈々と受け継がれてきた公衆衛生看護活動の魂は，現代の保健師文化にも大きな影響を与えている．公衆衛生看護の歴史の変遷を理解することは，保健師活動の意義を見直し，今後の保健師活動のあり方に示唆を与えることにつながるであろう．

1）公衆衛生看護の草創期：明治・大正時代から第二次世界大戦まで

　公衆衛生看護活動は，農村の凶作や貧困からくる栄養不足，結核のまん延，それらを防ぐ知識の不足といった悪循環をなんとかしようという社会事業として始まった．明治・大正時代から昭和初期までは，日清戦争，日露戦争，第一次世界大戦，日中戦争，第二次世界大戦と戦争が続いた．そのため，明治政府は富国強兵政策をとり，兵力供給源となる農村の青少年の結核予防と乳児死亡の減少を重要な国家問題として取り組んだ[3]．このような戦時体制下で，トラコーマを含む伝染病の予防，乳幼児死亡率や結核死亡率の低下をめざして，地域の人々を守る看護活動は，派出看護，巡回看護，訪問看護，公衆衛生看護とさまざまに呼ばれた[3]．

　組織的な訪問看護の始まりは，1886（明治19）年に京都同志社の新島襄が京都看病婦学校を設立し，養成された巡回看護婦が貧困者への訪問看護を行ったことで

ある．この頃，伝染病予防の必要性などから，日本各地に公衆衛生看護の始まりとされる活動が広まっていった．

1937（昭和12）年に保健所法が制定され，保健所は公衆衛生の第一線活動の機関と位置づけられ，保健婦が自治体で働く職種として明記された．1938（昭和13）年には国民健康保険法が制定され，事業の目的において保健婦の設置が記されたことから，保健婦数が増加していった．1941（昭和16）年に保健婦規則が制定され，保健婦とは「保健婦の名称を使用して疾病予防の指導　母性または乳幼児の保健衛生指導　傷病者の療養補導其の他日常生活上必要なる保健衛生指導の業務を為す者で，年齢18歳以上の女子で地方長官の免許を受けたるものに限る」と規定された．当時の保健婦業務は，人口政策確立要綱にもとづき死亡減少のための結核対策と「産めよ増やせよ」のスローガンの母子保健活動に重点がおかれた．

また，明治・大正時代には，産業保健婦，養護教諭の始まりといわれる工場看護婦，学校看護婦の活動が始まった．急速な近代化により，紡績業などの労働者の職業病が多発し，一部の工場や鉱山で看護婦が傷病者の処置に従事したことから，工場看護婦が誕生した[3]．

1916（大正5）年，工場法が施行され，徐々に労働環境は改善されていった．しかし，工場結核が深刻化し，日本産業衛生協会は，1933（昭和8）年，工場への保健看護婦の設置を勧告し，健康診断や健康相談，衛生教育などを行った．

学校看護婦の最初の設置は，1905（明治38）年に岐阜県がトラコーマ罹患率の高い竹ヶ鼻小学校，笠松小学校に看護婦を採用したことが始まりとされる．看護婦たちは，感染予防の必要性に気づき，午前は児童の洗眼，午後は村内の家庭訪問によって清潔指導や環境改善に取り組むようになった[3]．1941年，国民学校令の制定により，児童の養護をつかさどる職種として養護訓導が規定され，国民学校に配置された．

さらに，全国的な規模での国民保健運動の推進，保健婦の資質向上の連携，組織化の動きがおこり，1940（昭和15）年，朝日新聞大阪厚生事業団が中心となって第1回全国社会保健婦大会が開かれ，翌1941年には職能団体として日本保健婦協会が設立された．

そのほか，この時期の特徴的な公衆衛生看護活動について，以下に記述する．

（1）聖路加病院の公衆衛生看護活動

1902（明治35）年，米国聖公会の宣教医として来日した Teusler, Rudolf Bolling は，東京市京橋区明石町に聖路加病院を開設した．聖路加病院では，貧困と病気に悩む地域住民への慈恵的医療にとどまらず，公衆衛生看護の新しい技術と方法で地区活動が展開された[4]．Teusler は，東京市に3カ所設置された児童相談所の発案者であり，その1カ所を聖路加病院において，クリニックと訪問看護を開始した．また，1925（大正14）年，米国から公衆衛生看護婦の Nuno, Christine, M（在任1925～1940年）を招いて，公衆衛生看護部をつくり，乳幼児の健康相談と訪問指導を行い，公衆衛生看護の基盤が形成されていった．公衆衛生看護部では，米国で

公衆衛生看護婦の訓練を受け，ボストンの公衆衛生看護協会で地区活動の経験をもつ平野みどりが，公衆衛生看護部の主任として，米国式公衆衛生看護を普及，発展させ，その後の公衆衛生看護活動の模範になった．

（2）関東大震災における済生会の訪問看護活動

1923（大正 12）年 9 月 1 日，関東地方南部に大地震が発生し，昼食時で火災を伴ったため被害は凄まじい状況となった．この時，恩賜財団済生会が巡回看護班を組織して行った活動は，日本最初の組織的な公衆衛生看護活動と位置づけられる．短期の講習を受けた産婆・看護婦の混成班が被災地区を分担して受け持ち，被災者への巡回看護や助産を実施した．具体的な内容としては，病人の看護，妊産婦の保護，乳児の保護，老衰者の処置，そのほか衛生に関する指導を行った[5]．済生会は，震災後も巡回看護事業を存続し，健康相談，在宅看護，妊産婦や乳幼児の保健指導など幅広い活動で，訪問件数の実績をあげた[5]．

（3）大阪乳幼児保護協会

1915（大正 4）年に内務省により設置された保健衛生調査会は，乳幼児に関する衛生調査を行い，1925 年，小児保健所設置案を中心とする答申を提出した．その成果をもとに，内務省は「小児保健所計画」を打ち立てた．この計画のなかに，初めて「保健婦」の名称が用いられ，訪問活動の重要性が記された．この小児保健所の設置と普及に積極的に取り組んだのは大阪府であった．中心人物は，日本赤十字社大阪支部病院の小児科医長，大久保直穆で，小児科学会大阪地方会の幹部とともに行政と連携して「大阪乳幼児保護協会」を官民一致で結成した．1928（昭和 3）年には大賀小児保健所を発足させ，10 年のうちに大阪府下に 25 の小児保健所を設置した[4]．大阪府におけるの乳幼児保護の実践活動は，大きく評価されたものの戦時体制が強まり，1940 年に大阪乳幼児保護協会が，翌 1941 年には小児保健所が解散し，事業は大阪母子愛育会に移管された[4]．

（4）大阪朝日公衆衛生訪問婦協会

大阪府におけるの地区活動の特徴は社会事業であり，看護技術を中心に地域に根差したセツルメント活動を行ったことである[4]．1930（昭和 5）年，保良せきによって大阪朝日公衆衛生訪問婦協会（事業主：朝日新聞大阪社会事業団）の活動が開始された．保良は，日本人として初めて米国で看護婦（Registered Nurse）資格をとり，コロンビア大学教育学専攻課程で勉学，その間ヘンリー・ストリート・セツルメントで訪問看護実習を経験した[5]．大阪朝日公衆衛生訪問婦協会の主任としては，社会事業の精神に燃えた訪問婦たちの指導的役割を果たした．大阪朝日公衆衛生訪問婦協会の事業は，家庭訪問と健康相談が中心であったが，住民のニーズに密着した援助を惜しまず，栄養料理講習会や子どもキャンプなどの多彩な行事を頻繁に実施し，住民の生活全般にわたって健康保持・増進をめざして活動した[4]．しかし，昭和初期の大恐慌，戦局の悪化のなかで，大阪の地で育まれた公衆衛生看護

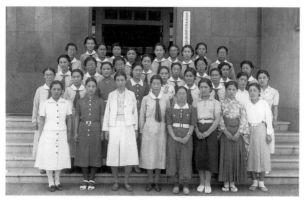

図 4-1　東京市特別衛生地区（京橋）保健館

1935 年，米国のロックフェラー財団からの寄付を受け，都市のモデル保健所として，東京市特別衛生地区保健館が設置された．この写真は，1940 年頃，東京市特別衛生地区保健館前にて撮影された集合写真で，ネクタイをしたユニフォームを着ているのが保健婦や実習生である．

（写真提供：聖路加国際大学）

活動は財源的にも限界となり，1938 年に終止符が打たれた．

（5）農村保健婦の活動

　大正・昭和初期において，農村では重労働による人々の疲弊に加え，結核の流行や凶作による貧困から，住民の身体状況の悪化は深刻であった．農村には無医村地区が多く，病気になっても十分な医療を受けられない状況が健康を悪化させる悪循環を生み出していた．このような状況から，各地で住民の公衆衛生や健康改善に向けた保健婦事業が始められた．

　1935（昭和 10）年，済生会は北海道における巡回看護活動を行い，北海道へき地の無医村対策に積極的に取り組んだ[4]．済生会巡回看護婦は北海道社会事業協会附属病院で養成され，卒業後 3 年間は指定された任地での就職義務があった．巡回看護婦は，無医村地区で医師の代わりも求められ，卒業したばかりの若い看護婦の苦労は想像を絶するものであったが，彼女らは使命感を強くもち，住民と生活を共にしている連帯感に励まされ，公衆衛生看護活動に取り組んだ．

　同年，大阪朝日新聞社会事業団公衆衛生訪問婦協会農村保健婦事業は，真島智茂を指導者に迎え，関西周辺の農村を中心に妊産婦，乳幼児の健康相談，講演による啓発活動を行った[6]．

　1936（昭和 11）年，恩賜財団母子愛育会が 5 カ所の指定村（5 年後には 36 カ所）に保健婦を駐在させ，住民の参加を得て愛育婦人会を組織し，乳幼児，妊産婦の健康増進活動を地域に根づかせていった[6]．

　同年，東北農民の劣悪な生活改善を目的として，東北生活更新会が発足し，半官半民という形で運営された．主な事業は，①住宅改善，②栄養改善，③妊産婦乳幼児保護，④トラコーマ撲滅，⑤整理整頓の勧奨，⑥産業の開発などで，そのうち保健婦活動としては，保健相談，訪問指導，衛生教育，助産業務などさまざまであった[7]．東北生活更新会の保健婦活動は，村民に保健婦活動を普及し，組織的な活動

の発展に影響を与えた.

(6) 保健所の誕生と保健所保健婦の活動の始まり

1935 年, 第 1 号保健所として, 東京市特別衛生地区 (京橋) 保健館 (現, 東京都中央区) が事業を開始し, 公衆衛生看護の実践に加え, 都市のモデル保健所として公衆衛生技術者の臨地訓練機関になった. また, 農村では都市のモデルをそのまま適用することはむずかしく, その土地の文化や風習に応じた実践が必要とされた. そのため, 農村のモデル保健所として埼玉県特別衛生地区 (所沢) 保健館が開設され, 農村の文化や習慣に応じた公衆衛生看護を新しく展開し, 臨地訓練を提供した.

1937 年, 保健所法が制定され, 公衆衛生行政の中心的な役割を担う保健所が全国に誕生した. モデル保健所における公衆衛生技術者が研修活動を終えて各地に戻ることで, 全国の保健所に公衆衛生活動が普及していった.

戦争に向かう不安定な情勢のなか, 1941 年に保健婦規則が制定された. 保健婦規則は, 今日の保健師助産師看護師法の前身である. この頃から保健婦は, 法律にもとづく資格をもった公衆衛生看護の専門職として, 保健所という公的機関に身分をおく職種として存在した. 保健所保健婦は一定の地区を管轄し, その地域内の住民に保健指導を行うという地区活動を本格的に実施した.

(7) 国保保健婦の活動

1938 年, 国民健康保険法が制定され, 国民健康保険組合により農民, 漁民, 自営業者らに対して, 疾病, 負傷, 分娩, 死亡などの医療保険給付を行う制度ができた. そのため, 国民健康保険法にもとづいて活動する国保保健婦がおかれた. 国保保健婦は, 被保険者に対して市町村を拠点とし, 結核予防, 乳児・妊産婦の保護, 感染症予防, 予防接種などの多岐にわたる活動を繰り広げて行った.

2) 公的な公衆衛生看護活動の確立：第二次世界大戦後の復興活動を通して

1945 (昭和 20) 年の終戦後, 日本の公衆衛生活動は GHQ (General Headquarters：連合国軍最高司令官総司令部) の指導のもと, 立て直しが図られた. 戦後, 人々の生活は想像を絶する食糧難であり, 外地からの引き揚げ者や軍人の帰国などで発疹チフス, 痘そう, コレラなどの外来伝染病が大流行した. そこで保健所は国民の衛生状態改善のために活動し, 保健婦の公衆衛生看護活動の拠点になった. そして, 昭和 20 年代後半の保健婦活動では, 結核患者の集団検診や訪問指導, 寄生虫予防対策, 劣悪な生活環境の改善に取り組んだ.

1947 (昭和 22) 年, 国民学校令が廃止され, 学校教育法の公布により養護訓導は養護教諭と改称され, 設置が義務づけられた. 戦後, 子どもの栄養状態の低下や健康状態の悪化は著しく, 養護教諭はトラコーマ洗眼, 寄生虫対策などの伝染病対策に追われた.

1948 (昭和 23) 年には, 保健婦助産婦看護婦法が制定され, 保健婦は「厚生大

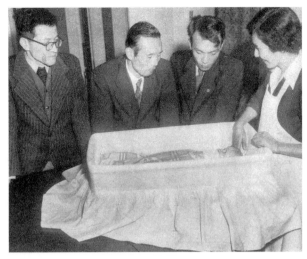

図 4-2　父親学級の始まり
わが国における父親学級は，1952（昭和 27）年，中央保健所（現，東京都中央区保健所）の保健婦係長である平井雅恵の発案によって始まった．男性も育児に参加するという戦後の社会現象として話題を呼び，「女性自身」「婦人公論」などの週刊誌や雑誌にも取り上げられた．写真は，雑誌に掲載された父親学級の一場面である．男性の育児には抵抗があった時代であり，背広を着込んで保健婦から説明を聴く父親の真剣な表情から緊張感が伝わってくる．
（提供：聖路加国際大学）

臣の免許を受けて，保健婦の名称を用いて，保健指導に従事することを業とする女子をいう」と記された．さらに，厚生省に看護課が誕生し，都道府県にも看護課または係をおくことになり，看護行政の体系化が進められていった．
　この時期の特徴的な公衆衛生看護活動について，以下に記述する．

（1）占領下の公衆衛生改革

　GHQ は行政地区ならびに都道府県に軍事部を，主要な場所には看護指導官を配置し，GHQ 公衆衛生福祉局看護課初代課長 Alt, Grace Elizabeth のもと地方看護行政の指導を行う体制を敷いた[3]．GHQ は 1945 年 9 月「公衆衛生対策に関する覚え書」を発表し，伝染病，結核，性病の対策や医療従事者と各種関係機関の再編にあたり，戦後の衛生改革を進めた．GHQ と日本政府は，保健所に対して，公衆衛生の第一線実施機関となり，国家としての公衆衛生行政組織を確立するという期待をかけていた．1947 年には保健所法が改正され，保健所の業務は結核，性病，歯科疾患などを中心に整備され，再スタートを切った．また，保健婦が本来の公衆衛生業務に専念するようにと，お茶くみや掃除を「スルベカラズ」といったことが記載された「保健婦の業務制限について」（俗にいう「べからず集」）が GHQ から出された．このような経緯を経て，保健所活動のなかに専門職としての保健婦活動が位置づけられていった．

（2）開拓保健婦の活動

　食糧不足や戦災者，海外からの引き揚げ者，復員軍人などの失業者が増加し，混

乱した状況のなかで戦災者の疎開と食糧増産を目的として，1945年に「緊急開拓事業実施要領」が閣議決定した．開拓者は農業未経験者が多く，地形や気象条件の厳しさ，交通の便が悪いことなどからも生活が困窮状態に陥った[8]．そこで，国は開拓者の健康管理，保健衛生や生活改善の指導を目的として，1947年から開拓保健婦制度を開始した．開拓保健婦の多くが北海道に配置されたが，東北地方をはじめとする他県にも配置された．開拓保健婦は，1948年から原則として都道府県の職員となり，1970（昭和45）年には保健所保健婦に移管された．

開拓保健婦は，開拓農民にとって開拓地における人々の健康を守る，大きな存在となった[3]．北海道の開拓保健婦は，経済状態が悪く，医療を受けられない開拓者を目の当たりにし，個別支援に限界を感じ，個人の健康問題と自然条件や生活環境・社会問題を関連づけ，開拓者の意識改革や関係者，行政に働きかける活動をしていたと報告されている[8]．

（3）駐在保健婦の活動

保健婦駐在制は，戦時下においても広島県，新潟県，埼玉県，福井県などの農村や無医村でみられていた．GHQのWatterworth, Juanitaの指導により，保健所活動が管内の住民に公平に行きわたる活動体系として，1948年に保健所保健婦の駐在制が香川県で始められ，高知県で定着した[9]．また，1950（昭和25）年，Watterworthは沖縄に赴任し，公衆衛生看護婦を養成し，沖縄の保健婦駐在制を実施した．その後，多くの県は保健婦駐在制を取り入れ，愛知県，和歌山県，新潟県，青森県などにおいて，県保健所保健婦を数年間，市町村役場内への駐在とし，受け持ち地区の住民に対して健康相談，健康教育，訪問活動などを展開した[5]．高知県，沖縄県の保健婦駐在制は長期的に実施されたが，厚生省による地域保健法の完全実施の方針（県から市町村への公衆衛生業務の移管）に伴い，1997（平成9）年3月末で廃止された[9]．高知県では，保健婦が地域に駐在することによって日常的な問題の把握が可能となり，その問題を行政に上げて解決を図る利点があったと報告されているように[10]，駐在保健婦は地域住民に密着した活動を行っていた．

3）高度経済成長期から現代における公衆衛生看護活動の発展

1955（昭和30）年に入ると，結核検診，結核患者管理体制が整備され，治療薬の向上により結核死亡率は減少した．1950～60年代には高度経済成長の時代に入り，国民の生活は豊かになり，伝染性疾患が減少したものの疾病構造が変化し，公衆衛生施策は精神衛生，成人病（現在，生活習慣病），母子保健，公害に移行していった．この時期，人々の健康を支援するためのさまざまな法律が施行され，公衆衛生活動のシステムや内容が充実してきた一方で，時代が進むにつれ，乳幼児虐待や新興感染症，大規模災害の発生といった社会的課題が生じるようになり，新たな公衆衛生看護活動が求められてきた．

(1) 保健衛生行政と保健師業務の変遷

　戦後，保健所は公衆衛生の第一線機関として拡充・強化され，感染症対策や母子保健などの活動は，着実に効果をあげていった．1968（昭和43）年には基幹保健所構想が示され，保健所業務の集中化，効率化が図られた．1978（昭和53）年，厚生省は第1次国民健康づくり対策を開始し，市町村保健センターを設置，国保保健婦は市町村保健婦に一元化された．

　1994（平成6）年には地域保健法が成立した．地域保健法は，急激な人口の高齢化と出生率の低下，疾病構造の変化，地域住民のニーズの多様化などに対応し，サービスの受け手である生活者の立場を重視した地域保健の新たな体系を構築することを目的とした[11]．具体的には，都道府県と市町村の役割を見直し，都道府県が設置する保健所は，地域保健の広域的，専門的・技術的拠点としての機能を強化することになり，市町村が設置する保健所は，住民に身近な母子保健サービスの実施主体になった．市町村保健センターは健康相談，保健指導および健康診査などの地域保健に関し，地域住民に身近な対人保健サービスを総合的に行う拠点であると位置づけられた．

(2) 人々の健康増進に向けた支援の変遷

①母子保健

　1961（昭和36）年には，児童福祉法の改正により新生児訪問と3歳児健診が開始された．1965（昭和40）年には，母子保健法制定によりそれまでの児童と妊産婦に加え，妊娠前の女性の健康を含めた母子保健対策が推進された．この頃，ポリオが大流行し，政府は緊急措置として生ワクチンを輸入した．また森永ヒ素ミルク事件が起こり，その後遺症に苦しむ被害者に対して保健師は訪問活動を実施した．

　わが国における乳児死亡率（出生千対）は，1950年には60.1と高かったが，1980（昭和55）年には7.5，2010（平成22）年には2.3と低下した[12]．その要因として，妊娠期の過ごし方や育児の方法といった母子保健の知識が住民に普及し，母子への支援方法が発展したことがあげられる．しかし，少子化や女性の社会進出など母子を取り巻く環境が変化し，新たな対策の必要性が生じてきた．そこで，1994年に「今後の子育て支援の施策の基本的方向について（エンゼルプラン）」が策定され，1999（平成11）年には「重点的に推進すべき少子化対策の具体的実施計画（新エンゼルプラン）」が策定された．これらの計画により，仕事と子育ての両立に向けた施策や，妊娠，出産，子育てをより豊かに実現できる社会をめざした取り組みが具現化していった．さらに妊産婦死亡や乳幼児の事故死の予防といった問題，思春期の健康問題，児童虐待など21世紀の母子保健の方向性を示す国民運動計画として，2000（平成12）年に「健やか親子21」が策定された．

　急速な少子化の進行，家庭や地域を取り巻く環境の変化への支援として，2012（平成24）年に「子ども・子育て支援法」が制定された．これにより，市町村による子どものための現金給付，教育・保育，地域子ども・子育て事業が展開されている．

　このようにわが国の母子保健対策は，思春期から妊娠・出産，育児を通して，充

実した支援が体系化されてきた．妊産婦死亡率や乳幼児死亡率といった母子保健指標は改善し，世界的にも高水準を達成した．一方で育児ストレスや児童虐待，子どもの貧困といった問題が生じ，現代の核家族化や地域交流の希薄化の影響を踏まえ，子育てしやすい地域づくりへの支援が求められている．

②高齢者保健

1983（昭和58）年には老人保健法が施行され，保健医療対策が整備された．同法による保健事業には，①健康手帳の交付，②健康教育，③健康相談，④健康診査，⑤医療，⑥機能訓練，⑦訪問指導があり，市町村が主体となり実施した．高齢化社会に向けて政府は，1989（平成元）年に「高齢者保健福祉推進10カ年戦略（ゴールドプラン）」を策定し，施設福祉事業や在宅福祉サービスの充実に向けた取り組みを推進した．

1994年には「新・高齢者保健福祉推進10カ年戦略（新ゴールドプラン）」，2000年には「今後5カ年間の高齢者保健福祉施策の方向（ゴールドプラン21）」が策定された．また，2000年に介護保険法が導入され，介護サービスの基盤整備が進められ，介護予防，生活支援の推進により高齢者の尊厳の確保と自立支援が進められていった．

一方，2000年代に入ると高齢者虐待が政治的にも取り上げられるようになり，2006（平成18）年4月に「高齢者虐待の防止，高齢者の養護者に対する支援等に関する法律（高齢者虐待防止法）」が施行された．高齢者虐待の防止，養護者（高齢者を現に養護する者であって養介護施設従事者等以外の者）に対する支援などに関する施策が促進され，市町村が主体になって地域包括支援センターや関連機関が協力して問題解決を図る方向性が示された．わが国の高齢者虐待防止法は，被虐待高齢者の援助だけでなく，養護者支援，予防活動，支援ネットワークづくりまで定められたことが他国にない視点であり，国際的にも注目された[13]．

2015（平成27）年には「認知症施策推進総合戦略（新オレンジプラン）」が策定された．2019（平成31/令和元）年には「認知症施策推進大綱」が定められ，認知症になることを遅らせる予防への取り組み，認知症になっても住み慣れた地域で自分らしく暮らし続ける共生への取り組みが推進されることになった．

このように，わが国の高齢者保健施策は，多角的な整備が進められてきたが，さらに進む少子高齢社会に向けて，住民同士が支え合う関係性を築きながら豊かな日々を過ごせる地域を形成することが重要である．

③精神保健

1965年の精神衛生法改正によって，保健所は精神衛生の第一線機関と位置づけられた．精神衛生法改正では，在宅精神障害者の訪問指導・相談事業の実施，精神衛生センターの設置，通院医療費公費負担制度の新設など地域で精神障害者が生活していくための施策が盛り込まれ，これをきっかけに保健婦の精神障害者への家庭訪問件数は急増した．1987（昭和62）年には人権擁護や適正な医療の確保を推進するための方略として，精神衛生法から精神保健法に改められた．

1993（平成5）年に精神保健法が改正され，精神障害者の社会復帰の促進，グ

ループホームの法定化などが規定された．1995（平成7）年には「精神保健および精神障害者福祉に関する法律（精神保健福祉法）」となり，精神障害者の福祉施策が盛り込まれ，精神障害者の社会参加が目的のなかに明示された．2004（平成16）年，「精神保健医療福祉の改革ビジョン」において「入院医療中心から地域生活中心」という理念のもとに施策が進められた．さらに2017（平成29）年，「精神障害者にも対応した地域包括ケアシステム構築の推進」に向けて都道府県など自治体の取り組みが開始された．行政保健師は患者・家族会への援助，患者・家族の相談や家庭訪問などを行い，他職種と連携しながら患者・家族の身近な相談者としての役割を担ってきた．

④産業保健

戦後の復興期から高度経済成長期には産業活動が活発になる一方で，職業性疾病や労働災害が生じた．1972（昭和47）年には労働安全衛生法が制定され，翌1973（昭和48）年には「衛生管理者としての保健婦の活用について」の労働省労働衛生課長からの通達が出され，事業所の衛生管理体制の充実のために保健婦の活用を図ることが具体的に示された．1996（平成8）年の労働安全衛生法の改正では，保健婦が保健指導をする人材として位置づけられた．

近年は労働者の自殺やメンタルヘルスが問題となり，保健師は健康教育，健康相談といった労働者支援だけでなく，職場環境や作業条件の改善への提言，および産業保健計画の企画といった働きやすい職場づくりにかかわっている．2000年に労働省（現厚生労働省）の指針「事業場における労働者の心の健康づくりのための指針」が出され，2006年の改訂版「労働者の心の健康の保持増進のための指針」では，事業場内のメンタルヘルス推進担当者として保健師が位置づけられ，その専門性の発揮が期待されている．

⑤学校保健

1958（昭和33）年には学校保健法が制定され，養護教諭の職務の法的根拠が明確になった．養護教諭の職務は児童・生徒の健康を保持増進する活動であり，個人や集団を対象とした保健指導，救急処置，救急体制の整備，学校保健活動への参画などがある．近年，児童・生徒の不登校やいじめ問題が顕在化し，1995年には文部省の「スクールカウンセラー活用調査研究委託事業」によりスクールカウンセラーが学校に配置され，児童・生徒へのカウンセリングや教職員，保護者への支援を行うことになった．また，養護教諭は児童・生徒の心理的な変化に気づきやすい立場から，1995年には養護教諭を保健主事として登用することが認められた．1998（平成10）年には，いじめ，登校拒否，薬物乱用，性の問題，肥満や生活習慣病など現代の健康課題に対して予防活動が重視され，養護教諭が兼職の発令を受けて教科としての保健学習を担当できることになった．2008（平成20）年の「学校保健法等の一部を改正する法律」によって，2009（平成21）年に学校保健法は学校保健安全法に改められ，メンタルヘルスの問題をもつ児童・生徒が増加している状況などを踏まえ，養護教諭とそのほかの職員は相互に連携して児童・生徒の心身の状況を把握し，保健指導を行うことが示された．

(3) 重要な健康課題に応じた支援の変遷

①生活習慣病

2000 年に「21 世紀における国民健康づくり運動（健康日本 21）」が開始され，これが生活習慣病の 1 次予防の指針となって国や自治体が壮年期死亡の減少，健康寿命の延伸に向けた取り組みを始めた．その法的基盤として，2002（平成 14）年に健康増進法が制定され，健康増進の総合的な推進のための健康診査の実施，国民健康・栄養調査の実施，保健指導の実施などが定められた．

②感染症

1970 年以降，エボラ出血熱やウエストナイル熱など少なくとも 30 以上のこれまで知られていなかった感染症（新興感染症）が出現し，マラリアなどの感染症（再興感染症）も再び脅威を与えている[11]．こうした近年の状況を踏まえ，1998 年に「感染症の予防及び感染症の患者に対する医療に関する法律（感染症法）」が施行された．また，2003（平成 15）年以降，新型インフルエンザの流行があり，感染の拡大を予防する対策が整備された．

1990 年代に入り，わが国における HIV 感染者・AIDS（後天性免疫不全症候群）患者は増加してきており，近年，性感染症は若い世代に多く発症している．これらのことから，学齢期の子どもや青年期の人々への性教育を推進し，正しい知識の普及が求められている．

重篤な感染症が流行した際には，住民が混乱しないように科学的な根拠にもとづいて対応し，患者・家族への不当な差別や偏見が生じない対策をとることも公衆衛生看護の重要な役割である．

③災害

地域をよく把握しており，日頃より住民に対応している保健師は災害時においても重要な役割を担う．1995 年の阪神・淡路大震災，2011（平成 23）年の東日本大震災では，多数の死者を出し，広範囲な住宅被害がみられた．東日本大震災での福島第一原子力発電所事故による放射性物質汚染のため，近隣住民は長期的な避難生活を送っている．行政は平常時から防災体制を構築し，保健師は住民の健康を守る専門職として，災害直後から長期にわたって住民の健康支援活動を行う役割がある．

このように保健師活動は，社会のニーズ，行政施策に直結し，時代の流れとともにその対象や内容を拡大する形で発展してきた（**図 4-3**）．

3. 保健師資格と公衆衛生看護教育の歴史

昭和初期には，教育施設や協会が独自に保健婦教育を開始した．1928（昭和 3）年に日本赤十字社が看護婦養成所に社会看護婦養成課程をおき，3 年の看護教育修了者に 1 年の社会看護婦の教育を行った．1930 年には，聖路加女子専門学校が研

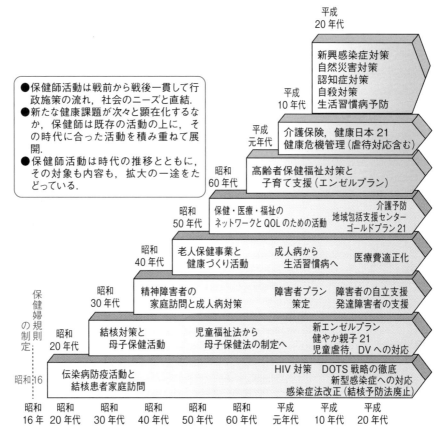

図 4-3 保健師が取り組む健康課題の変遷

（市町村保健活動のあり方に関する検討報告書―保健師の実践力向上に係る保健活動の効率化・最適化への試み―（先駆的保健活動交流推進事業）．日本看護協会，2012.
https://www.nurse.or.jp/home/publication/pdf/senkuteki/2012/23-houkoku-shichoson.pdf に一部加筆）

究科を設置し，1 年の公衆衛生看護学の教育を始めた．同年，朝日公衆衛生訪問婦協会において公衆衛生看護婦教育が行われた．1937 年に大阪府は公立として初めて保健婦養成機関として社会衛生院を設置し，高等女学校卒業後 2 年の保健婦教育を始めた．1938 年には国立公衆衛生院が設立され，公衆衛生に携わる人材育成が進められ，1940 年には保健婦養成を目的とした課程が開始された．このように保健婦の養成の始まりはさまざまであったが，1941 年に保健婦規則が制定され，私立保健婦学校保健婦講習所指定規則が公布されたことにより保健婦養成が統一されていった．

　1945 年に保健婦養成所指定規則が制定され，1948 年には保健婦助産婦看護婦法が制定され，保健婦助産婦看護婦学校養成所指定規則により保健婦教育が定められた．さらに 1952（昭和 27）年に第 1 回保健婦国家試験が行われ，正式に国家資格となった．

　1951（昭和 26）年の保健婦助産婦看護婦法改正では，保健婦と助産婦の教育期間は 6 カ月と規定された．この後，全国に都道府県立保健婦養成所が設立され，保

表 4-1　日本における公衆衛生看護の歴史

年代	社会の動き	法律・政策の動き	公衆衛生看護の動き
1886(明治 19)			京都同志社に京都看病婦学校が設立され，巡回看護婦が訪問看護開始
1889(明治 22)		大日本帝国憲法発布	
1897(明治 30)		伝染病予防法制定	
1905(明治 38)			岐阜県羽島郡竹ヶ鼻小学校，笠松小学校に看護婦を一時設置（日本最初の学校看護婦）
1911(明治 44)	第 1 次世界大戦 （1914〜1918 年）	工場法制定	
1915(大正 4)		看護婦規則公布	
1919(大正 8)		結核予防法制定 トラコーマ予防法制定	
1922(大正 11)		健康保険法制定	
1923(大正 12)	関東大震災		済生会病院が関東大震災被災者の巡回看護活動を開始
1925(大正 14)		普通選挙法制定	聖路加病院に公衆衛生看護部が発足 大阪乳幼児保護協会設立
1930(昭和 5)			朝日新聞大阪社会事業団が大阪朝日公衆衛生訪問婦協会を設立
1931(昭和 6)	満州事変	寄生虫予防法制定	大阪赤十字病院が社会事業部を設置し，社会看護婦による訪問看護活動を開始
1935(昭和 10)			東京市京橋区に特別衛生地区（京橋）保健館設立 済生会が北海道の巡回看護活動を実施
1936(昭和 11)			東北生活更新会発足 恩賜財団愛育会が愛育指定村事業を開始
1937(昭和 12)	日中戦争勃発	保健所法制定	
1938(昭和 13)		国家総動員法 国民健康保険法制定 厚生省発足	
1939(昭和 14)			財団法人結核予防会設立
1940(昭和 15)			第 1 回全国社会保健婦大会
1941(昭和 16)	太平洋戦争勃発	国民学校令制定 保健婦規則制定	厚生省人口局総務課に保健婦事業担当官として初めて保健婦（金子光）が採用される 国民学校令により国民学校に養護訓導設置 日本保健婦協会設立
1942(昭和 17)		国民医療法制定 保健婦駐在制度国庫補助（駐在保健婦制度の始まり）	
1945(昭和 20)	ポツダム宣言受諾 第 2 次世界大戦終結	GHQ が「公衆衛生対策に関する覚書」発表 緊急開拓事業実施要領策定 保健婦規則改正	GHQ 公衆衛生福祉局に看護課設置（初代課長；オルト）
1946(昭和 21)		日本国憲法公布	日本産婆看護婦保健婦協会設立
1947(昭和 22)		保健所法改正 児童福祉法制定 労働基準法制定 教育基本法制定 学校教育法制定	開拓保健婦制度開始 学校教育法の制定により，養護教諭をおくことが規定される 事業所保健婦の活動の定着
1948(昭和 23)		保健婦助産婦看護婦法制定 予防接種法制定 医療法制定	厚生省医務局に看護課設置（初代課長；保良せき） 香川県，高知県で保健婦の駐在制を開始
1949(昭和 24)		身体障害者福祉法制定	
1950(昭和 25)	朝鮮戦争	精神衛生法制定 生活保護法制定	沖縄で保健婦駐在制を開始
1951(昭和 26)			「日本看護協会」へ改称
1952(昭和 27)			第 1 回保健婦国家試験
1958(昭和 33)		学校保健法制定	
1960(昭和 35)		精神薄弱者福祉法制定 じん肺法制定	
1964(昭和 39)	東京オリンピック・パラリンピック		

（次頁へつづく）

年			
1965（昭和40）		母子保健法制定 精神衛生法改正	保健婦の精神障害者への家庭訪問が増加
1970（昭和45）		心身障害者対策基本法制定	開拓保健婦は保健所保健婦に身分移管
1972（昭和47）	沖縄返還	労働安全衛生法制定	
1978（昭和53）	WHO アルマ・アタ宣言	第1次国民健康づくり対策	国民健康保険婦は市町村保健婦として一元化 市町村保健センター設置
1982（昭和57）		老人保健法制定	高齢者保健・医療は市町村の実施義務になった
1986（昭和61）	オタワ憲章		
1988（昭和63）		第2次国民健康づくり対策	
1989（平成元）		ゴールドプラン策定	
1994（平成6）		地域保健法制定 エンゼルプラン策定 新ゴールドプラン策定	保健所は地域保健の専門的拠点，市町村保健センターは住民に身近な対人保健サービスを行う拠点と位置づけられた
1995（平成7）	阪神・淡路大震災	精神保健福祉法施行	養護教諭を保健主事として登用することが認められる
1996（平成8）		労働安全衛生法改正	事業所では，保健婦が保健指導をする人材として位置づけられる
1997（平成9）		介護保険法制定（2000年施行）	
1998（平成10）		感染症法制定	
1999（平成11）		新エンゼルプラン策定 知的障害者福祉法（名称変更）	
2000（平成12）	国連ミレニアム・サミット；ミレニアム開発目標（MDGs）	第3次国民健康づくり対策 「健康日本21」策定 健やか親子21策定 ゴールドプラン21 児童虐待の防止等に関する法律制定	
2001（平成13）		保健婦助産婦看護婦法改正	保健婦・保健士が保健師と名称変更
2002（平成14）		健康増進法制定	
2004（平成16）	新潟県中越地震		
2005（平成17）	バンコク憲章	高齢者虐待防止法制定	
2006（平成18）		障害者自立支援法制定	
2009（平成21）	新型インフルエンザ（A/H1N1）の流行	学校保健法改正 ⇒学校保健安全法へ	
2010（平成22）	国際保健政策 2011-2015		
2011（平成23）	東日本大震災		
2012（平成24）		障害者自立支援法の名称を障害者総合支援法に変更 子ども・子育て支援法制定	「地域保健対策の推進に関する基本的な指針」（平成6年厚生省告示）改正
2013（平成25）		生活困窮者自立支援法	「地域における保健師の保健活動について」（厚生労働省通知） 福祉事務所に健康管理支援等を行う専門職として保健師を配置
2014（平成26）		医療介護総合確保推進法制定	
2015（平成27）	MDGs に代わる持続可能な開発目標（SDGs）が策定	認知症施策推進総合戦略（新オレンジプラン）策定	
2016（平成28）			保健師の人材育成計画策定ガイドライン公表 「認知症高齢者等にやさしい地域づくり」を推進するための保健師活動
2017（平成29）		精神障害者にも対応した地域包括ケアシステム構築の推進	
2019（平成31/令和1）		認知症施策推進大綱	
2020（令和2）	新型コロナウイルス感染症の世界的流行 WHO「国際的に懸念される公衆衛生上の緊急事態（PHEIC）」を宣言		

健婦養成を公的に実施したことはわが国のひとつの特徴であり，地域と密着し，保健所などの行政組織と連携しながら保健婦教育が行われた．同時期に大学教育も開始されていたが，1990年代より看護教育の大学化が進んだことによって保健師の大学教育も促進された．しかし，現在も保健師教育は専修学校，短期大学，大学，大学院など教育課程が混在している状況にある．

2002年の保健師助産師看護師法の改正施行に伴い，それまでの保健婦（士）という名称は保健師に改称された．2010年の保健師助産師看護師法の改正では保健師と助産師の教育は1年以上とすることが示され，保健師助産師看護師学校養成所指定規則の改正により保健師教育課程における科目名が，地域看護学から公衆衛生看護学に変更された．

近年，地域での交流の希薄化や核家族化などによる住民の新たな健康課題が生じており，特に子育て支援や高齢者支援，災害時の対応においては身近なコミュニティの重要性が叫ばれている．こうしたコミュニティの健康課題に対する公衆衛生看護の役割は大きく，保健師教育課程においても専門性の高い保健師を育成する役割を担っているといえよう．

注：本文中において，保健婦（士），保健師の名称の表記は，その時代で用いられていた名称による．

●文献

1) 徳永　哲：19世紀中頃のリバプールとナイチンゲール．日本赤十字九州国際看護大学IRR，(8)：31-41，2010.
2) 岩田恵里子：ナイチンゲールは，公衆衛生・訪問看護のパイオニアだった．Nursing BUSINESS，6(9)：62-65，2012.
3) 名原壽子：日本における「保健師」誕生のプロセスと意義．保健の科学，50(3)：170-182，2008.
4) 高橋政子，名原壽子：都市の保健婦活動．ふみしめて五十年—保健婦活動の歴史—（厚生省健康政策局計画課監修）．日本公衆衛生協会，1993，pp4-17.
5) 後閑容子：公衆衛生看護の歴史．公衆衛生看護学．Jp　第3版— Public Health Nursing in Japan —（荒賀直子，後閑容子編）．インターメディカル，2011，pp24-25.
6) 高橋政子：農村の保健婦活動．ふみしめて五十年—保健婦活動の歴史—（厚生省健康政策局計画課監修）．pp.18-21，日本公衆衛生協会，1993.
7) 遠藤恵美子：東北更新会の活動—農村保健婦の教育と設置に先べんをつけた山形県．ふみしめて五十年—保健婦活動の歴史—（厚生省健康政策局計画課監修）．日本公衆衛生協会，1993，pp22-23.
8) 近藤明代，真溪淳子，大西章恵：歴史からみた保健師活動の特徴—北海道における開拓保健婦の活動記録から—．保健婦雑誌，59(8)：764-769，2003.
9) 名原壽子：駐在制の今昔—保健所保健婦の活動形態—．ふみしめて五十年—保健婦活動の歴史—（厚生省健康政策局計画課監修）．1993，pp302-305.
10) 木村哲也：駐在保健婦の時代　1942-1997．医学書院，2012，p309.
11) 厚生労働統計協会編：厚生の指標　増刊「国民衛生の動向」．第60巻第9号（通巻第944号），2013，p26，134.
12) 厚生労働省大臣官房統計情報部編：平成22年　人口動態統計（上中下3冊）上巻．2012，pp346-347.
13) 高崎絹子：高齢者虐待の現状とケアシステム・ネットワークづくりの課題—「高齢者虐待防止法」の施行を踏まえて—．老年社会科学，28(4)：513-521，2007.

第5章 公衆衛生看護の質保証

1. 公衆衛生看護のマネジメント

　マネジメントは,「経営」「管理」などと訳され, Drucker[1] は, マネジメントの役割として, ①自らの組織に特有の使命を果たす, ②仕事を通じて働く人たちを活かす, ③自らが社会に与える影響を処理するとともに, 社会の問題について貢献する, の3つを示している. この項における公衆衛生看護のマネジメントは, 社会で生活する人々の健康の保持・増進と安寧という目的を達成するために, 組織の使命を果たし, 保健師の資質向上を図り, 質の高い住民サービスを提供するよう, 活動や組織・機能を管理することとして述べる.

　保健師に求められる看護管理については, 2003 (平成15) 年に, 日本看護協会の設置した「保健師に求められる看護管理のあり方検討小委員会」から「保健師に求められる看護管理のあり方-地域保健における看護管理の概念整理-」[2] が報告されている. そこでは,「地域看護管理の10の機能はそれぞれ独立した要素ではあるが, 相互に関係性をもち, ①初任期から担う実務的管理機能 (事例管理, 地区管理, 事業・業務管理, 予算編成, 健康危機管理) と, ②職位に付随する職位付随的管理機能 (組織運営管理, 予算管理, 人事管理, 地域管理), さらに, ③実務的, 職位的機能のそれぞれの基盤をなす基盤的管理機能 (人材育成, 情報管理) に構造化される」と示している. 同年10月10日付けで厚生労働省健康局長通知「地域における保健師の保健活動について」が発出され, 地域における保健師の新たな活動方針を定め, 人材育成が明記されている. 10年後にあたる2013 (平成25) 年の厚生労働省健康局長通知「地域における保健師の保健活動に関する指針」(以下, 保健師活動指針[3]：159頁参照) では,「保健師活動を組織横断的に総合調整及び推進し, 技術的及び専門的側面から指導する役割を担う部署を保健衛生部門等に明確に位置づけ, 保健師を配置するよう努めること」とし, 統括保健師の配置と役割を示している.

　地域保健法施行以来, 保健師業務が専門分化され保健師の分散配置が進むなか, 組織横断的な調整や統括が必要となる現状があり, 公衆衛生看護管理についても, 初任期から担う管理機能に職位的機能を含めるなど, 自治体規模, 組織構成や配置部門, 業務の分担方法により異なる状況で発揮することが求められる.

　米国の Quad Council Coalition[4] は, 保健師の8つのドメインからなるコアコン

ピテンシーをあげ，ドメイン 8「リーダーシップ・システム思考能力」として，組織への倫理基準の導入，公衆衛生，医療，そのほかの組織間の連携機会の創出，人材育成，変化するニーズと環境に対応する実践の調整，継続的な質改善の保証，組織の変革の管理，政府の公衆衛生の役割の提唱を示している．この「リーダーシップ・システム思考能力」は，ほかのドメインと同様に，第 1 階層：ジェネラリスト，第 2 階層：管理または監督者，第 3 階層：上級管理者または指導者の各段階で求められるコンピテンシーが位置づけられている．

　本項では，公衆衛生看護のマネジメントとして，1) マネジメントの基盤である「人材育成・管理」について，現任教育と学生指導の観点から述べ，2)「人事管理」，3)「業務管理（事例管理・地区管理・地域管理・健康危機管理を含む）・組織運営管理」，4)「情報管理」として情報開示と個人情報保護，文書管理，5)「予算編成・予算管理」，6) 公衆衛生看護のマネジメントの要となる「統括保健師」，という構成で述べる．

1) 人材育成・管理

(1) 人材育成体制の構築

①保健師人材育成の検討および整備

　行政における保健師は，健康課題の多様化・複雑化に伴い，高い専門性を発揮すべく分散配置や職域の拡大が進む一方で，根拠にもとづく効果的・効率的な政策展開，総合的な調整が求められている．また，保健医療福祉制度の度重なる改正や行政組織の変化により，保健師のかかわる領域も多様化し，政策的にも保健師への期待が高まっている．

　保健師現任教育は，「地域における保健師の保健活動指針」[5] に明記され，厚生労働省に「地域保健従事者の資質の向上に関する検討会」[6] が設置されて以降，推進されてきた．その後も，系統的な保健師現任教育について継続的に検討されてきた[5-11]．地域保健従事者の資質の向上に関する検討会は 1 年目から 5 年目を新任期とした保健師，管理栄養士の人材育成を中心に進められ，その後，各自治体における人材育成プログラムの作成[8]，新任期 1 年目の人材育成プログラムと評価[9] が示されてきた．

②保健師活動指針および「新人看護職員研修ガイドライン～保健師編～」

　2009（平成 21）年には「保健師助産師看護師法」および「看護師等の人材確保の促進に関する法律」が改正され，新人看護職員の臨床研修などが努力義務化された．そして，「新人看護職員研修ガイドライン～保健師編～」[11] が示された．「保健師活動指針」でも，改めて保健師人材育成の重要性が明記されている．

　「新人看護職員研修ガイドライン～保健師編～」で「新人保健師を支える組織体制の例」として，プリセプターシップ，チューターシップ，メンターシップ，チーム支援型があげられている．

　プリセプターシップは，「新人保健師 1 人に対して決められた経験のある先輩保

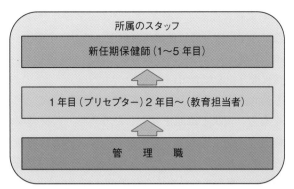

図 5-1　プリセプターシップと OJT における各職員
　　　　の役割

健師（プリセプター）がマンツーマン（同じ勤務を一緒に行う）で，ある一定期間
新人研修を担当する方法．この方法の理念は，新人保健師のペースに合わせて
（self-paced），新人保健師自らが主体に学習する（self-directed）よう，プリセプ
ターがかかわることである」と示されている．

　加えて，新任期保健師の育成は，プリセプターひとりに任せるのではなく，プリ
セプターを管理職がサポートし，新任保健師育成をスタッフが側面的に支援し，組
織全体で取り組むことで，新任期保健師，プリセプター，スタッフ全体の成長の機
会とすることができる（**図 5-1**）．

③キャリアラダー

　2016（平成 28）年に「保健師に係る研修のあり方等に関する検討会　最終取り
まとめ」[12] が厚生労働省の検討会から出された．ここでは，保健師免許取得までの
教育背景や，自治体に保健師として就職するまでの職務経験が多様化するなかで，
保健師の能力は経験年数に応じて一様ではないことから，保健師の人材育成におい
て，各保健師の能力の獲得状況を的確に把握するために，能力の成長過程を段階別
に整理したキャリアラダーが示された．自治体保健師の専門的能力にかかわるキャ
リアラダーを 5 段階のキャリアレベルに分けて示している．管理職保健師に向けた
能力にかかわるキャリアラダーでは「係長級への準備段階」「係長級」「課長級」
「部局長級」の 4 段階の職位別のキャリアレベルが設定されている．

④地方公共団体における人材育成体制の整備

　以上のように，保健師の人材育成は，厚生労働省に検討会が設置され，地域保健
従事者として，また保健師として，継続的に検討されてきた．それと併行して，各
地方公共団体においても，地域特性や組織特性に合わせた保健師などの人材育成体
制を構築する取り組みがなされている．都道府県では，都道府県保健師および圏内
の市町村保健師を対象として，保健師のめざす姿や人材育成方針，研修体系，On
the job training（以下，OJT）の進め方，ジョブローテーションなどを組み込み，
人材育成ガイドラインや人材育成マニュアルなどが作成されている．また，政令指
定都市や特別区，中核市，市町村でも自組織の人材育成体制の構築や研修体系の整

備，OJT や人材育成ガイドライン・マニュアルなどの作成に都道府県と連携して取り組んできている．特に保健所設置市（政令指定都市，中核市，そのほか政令の定める市，特別区）は保健所の教育研修機能を発揮して，都道府県と同様に人材育成の整備に取り組んできている．

　各地方公共団体における人材育成体制の構築にあたっては，組織全体で人材育成の視点をもち，現状と課題を共有したうえで，人材育成の方針や具体的な研修体系，研修内容，OJT やジョブローテーションの方法を検討していくことが重要である．そして地方公共団体の人事や人材育成を所管する部署とも連携し，保健師など，地域保健従事者の人材育成を位置づけていくことが，実現可能で持続的な人材育成体制の構築につながる．

⑤人材育成方法

　人材育成方法としては，①職場を離れて行う集合研修である Off the Job Training（Off-JT），②日常業務の経験を通して指導・助言し振り返りを行う OJT，③異なる部署で多様な経験を積み，知識や技術を習得するための人事異動であるジョブローテーション，④自分の意思で自分の時間も使って行う学習活動である Self Development（SD；自己研鑽）があり，これら 4 つの方法を連動しながら取り組むことが専門職として求められる．

(2) 研修の企画・実施・評価

①研修参加の責務

　保健師は，新人や中堅期だけでなく，管理職に至るまで，すべてのキャリアにおいてキャリア発達に合わせた研修を受けることにより，専門職としての資質向上に努める責務がある．「保健師助産師看護師法及び看護師等の人材確保の促進に関する法律」の改正（2009 年）第 6 条「看護師等の責務」でも「～（略）～研修を受ける等自ら進んでその能力の開発及び向上を図るとともに，自信と誇りをもってこれを看護業務に発揮するよう努めねばならない」としている．各保健師がキャリアラダーを手掛かりに自らの能力の獲得状況を把握し研修を受講していくとよい．

　また，職場外研修である Off-JT は，日ごろの SD や OJT が十分なされていることを前提とし，また，Off-JT が OJT や SD に反映されることで効果的な学習となる．専門職として自らの，そして組織全体の資質向上に努める姿勢が必須である．

②研修体系（図 5-2）

　研修には，専門職研修としてはキャリア別研修と，課題別研修に大別される．キャリア別研修は，新任期保健師研修，中堅期前期保健師研修，中堅期後期保健師研修，管理期保健師研修およびプリセプター保健師研修のように，保健師としてのキャリア発達に応じた研修である．キャリア別研修ではキャリアラダーと照合し，どのレベルのどのような能力育成を図る研修なのか，明記することが望ましい．課題別研修では，健康づくり，地域づくり，親子保健，精神保健福祉，難病対策，感染症対策，地域包括ケア，健康危機管理など，地域の健康課題や担当業務に求められるトピックスに応じた研修がある．

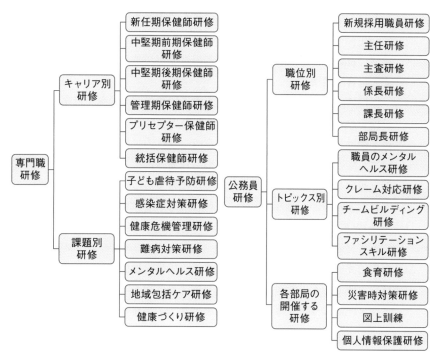

図 5-2　研修体系の例

　また，行政職員としては新規採用者研修，主任研修，主査研修，係長研修，課長研修などの職位に応じた研修と，行政職員に求められるトピックスごとの研修などとして，クレーム対応研修，メンタルヘルス研修，リーダーシップ研修などさまざまな研修が人事部門で開催されている．さらに危機管理部門が開催する災害対策研修，図上訓練のように，関係部局で開催される研修など多様である．これらの研修企画部門と連携し，研修体系を整理し，専門職としての研修を企画していくことが重要である．また，研修内容が各組織で共有され実践に活かすことができるように，研修内容を伝達することやその反応を事後課題に課すことなども考えられる．

(3) On the Job Training（OJT；職場内研修）

① OJT

　地域保健従事者の資質向上に関する検討会報告書（2002（平成 14）年）[5] では，OJT を以下のように示している．

　「OJT とは，日常業務を遂行していく過程で，指導者が対象職員に対して，計画的，意識的にアドバイスをしたり，支援したり，ほめたりすることを通して，職員の人材育成を図ることである．人材育成計画に立脚し，具体的な到達目標を念頭におきながら指導をしていくことが望ましい．

　具体的には，対象職員の業務遂行状況に応じて，指導者が自ら実践してみせ，議論し，報告，連絡，相談を受け，業務遂行の順調度を観察し，順調でないときはその要因を検討し，修正や支援をするなど，仕事を進めるうえでのコミュニケーショ

ンを通して職務遂行能力を高めていくものである.

　OJT では，指導者が対象職員に対して効果的な指導，助言，評価を行うことが非常に重要であることから，指導者の育成が必須となっている.」

②人材育成面接

　保健師は，キャリアラダーなどを参考におのおののキャリアに対応した人材育成目標を設定し，3 カ月ごと，半年ごとのように定期的に自己評価および人材育成面接を受けることで，その後の人材育成を具体的に検討していくことができる. 保健師としての専門能力を育成するための保健師による人材育成面接を定期的に行う体制を組織として整えて取り組むことが重要である. また，行政組織の一員としての人材育成面接は，地方自治体の人材育成課などのマネジメントにより公務員研修および OJT と併せて実施されている.

　人材育成面接では，形成的評価（Formative Evaluation）の視点が参考になる. 形成的評価は，指導の途中でそこまでの成果を把握し，その後の学習を促すために行う評価である. たとえば，プリセプターと新人の定期的な面接は，①忙しいプリセプターがしっかり新人との時間をとり，②業務の振り返りが落ち着いてでき，③

表 5-1　プリセプターによる新人の人材育成面接例

・新人は，人材育成目標に照らし合わせて，振り返りをする.
・プリセプターは，新人の人材育成目標をもとに振り返りをする.
〈面接前の準備〉
特にがんばっていた点や優れていた点を 1～2 つ書き出してみる.
もう少し工夫が必要な点，力をつけていくべき点があれば書き出してみる.
新人の自己評価が低い場合や高い場合は，その理由を考えてみる.
〈管理者保健師などに相談〉
プリセプターの振り返った内容をもとに管理者へ相談する.
今後さらに新人の力を伸ばしていく方法についてアドバイスを得る. 組織として新人を育成するためにも，ひとりで抱え込まない.
・がんばった点，優れている点をさらに伸ばす方法はないか
・工夫が必要な点，力をつけていく点について，具体的にどのようにするか（経験する機会をつくる，自己啓発の方法のアドバイス，研修の参加など）
〈新人とプリセプターの面接〉
面接の目的を話す（これまでの振り返りと，今後の目標や育成方法の見直し）.
新人の振り返りおよび，なぜそう考えたのか傾聴する.
プリセプターからみた新人のがんばっている点，よかった点を伝える.
もう少し工夫が必要な点，力をつけていくとよい点を伝える.
今後の目標や育成方法について新人と話し合う.
・どのように改善すればよいと思うか，新人に聴いてみる
・経験の機会や SD の方法など，管理者と話し合ったアドバイスも含め，提案する
・今後の目標設定（長期的な展望も視野に入れて）
・今後の育成方法の計画
よかった点を伸ばすにはどうするか.
不足していた点をどのように改善するか.
業務の分担や異動の希望はあるか.
〈管理者保健師との面接〉
・新人とプリセプターの面接の後（または同時）に，管理者も面接に同席してもらうことも検討する.
・面接結果について，管理者に報告し，プリセプター自身のサポートも得る機会とする.

表5-2　人材育成面接シート（例）

目標の達成状況・所管など	今後の自己目標 （これからの自分の課題と実行できる目標）
プリセプターのコメント	管理者のコメント

専門職としての理念や大切にしていることなど，さまざまなことを共有する貴重な時間となる．いわゆる「反省会」ではなく，有意義な振り返りができると，プリセプターと新人が互いに成長する機会となる（**表5-1**）．**表5-2** のような人材育成面接シートを用いて振り返り，共有するとよい．

「新人看護職員研修ガイドライン～保健師編～」では，次のように示されている．

「新人の評価は，修得してきたことの確認をするとともに，フィードバックを行い，新人が自信をもって一歩ずつ能力を獲得していくために行うものである．評価者は，新人と一緒に考え，励ます姿勢で評価を行う．

評価は，その時にできないことを次にできるようにするためのものであり，基本的には実践能力の向上をめざしたフィードバックを行う．たとえば，相談や支援などの保健活動に関する技術ができたか否かのみを評価するのでなく，次の実践につながるようにできたことをほめ，強みを確認し励ますような評価を行う．」[11]

（4）学生指導

①保健師基礎教育の動向を踏まえた学生指導

保健師の基礎教育は，健康課題の変化に伴う保健師に求められる役割や能力に対応して見直しが進められている．学生指導にあたっては，基礎教育の動向を把握したうえで対応することが重要であり，指導にあたる保健師や，学生を受け入れる実習施設としても，保健師の役割を振り返る機会となる．

保健師の基礎教育は，少子高齢社会の進展，医療技術の進歩，人々の価値観の多様化，社会経済格差による健康格差の広がり，家族や地域のつながりの希薄化などに伴う健康問題の複雑困難化に対応できる質の高い保健師の養成が求められている．また，これら地域の健康課題を解決する方策を探求し，施策の企画，立案，実施および評価が行える保健師の養成が求められている．また地域包括ケアシステムに貢献できる看護職の育成が重視されている．このような背景から保健師助産師看護師学校養成所指定規則の改正が重ねられている．

　2010（平成22）年の「保健師助産師看護師法」の改正で保健師と助産師の教育を1年以上とすることになり，2011（平成23）年，文部科学省「大学における看護系人材養成の在り方に関する検討会最終報告」[13]により，保健師助産師看護師学校養成所指定規則が改正され，従来の保健師看護師課程の統合カリキュラムや大学での全員必修から，保健師課程選択性導入を可能とした．また，同年より大学院での保健師教育課程が開設されはじめ，2020（令和2）年4月現在，14大学院において開設されている[14]．この指定規則における単位数は28単位となり，さらに2020年の指定規則一部改正による2022（令和4）年からの新カリキュラムでは31単位となる[15]．2022年度から実施される新カリキュラムでは，公衆衛生看護学が現行の16単位から18単位に，保健医療福祉行政論は現行の3単位から4単位へと充実が図られる．公衆衛生看護学の教育内容は，公衆衛生看護学概論，個人・家族・集団・組織への支援，公衆衛生看護活動展開論，公衆衛生看護管理論（健康危機管理を含む）で構成される．

　一般社団法人全国保健師教育機関協議会（以下，全保教）では，2017（平成29）年に「公衆衛生看護学教育モデル・コア・カリキュラム」を作成している[16]．これは文部科学省の「看護学教育モデル・コア・カリキュラム」[17]に準拠し，厚生労働省「保健師に求められる実践能力と卒業時の到達目標と到達度」[18]，全保教による「保健師教育におけるミニマム・リクワイアメンツ」[19]などを精査した内容となっている．さらに2022年度からの新カリキュラムに向けて，「保健師教育における大学院カリキュラムモデル（全保教版2020）[14]」を作成している．

②保健師学生の臨地実習指導

　保健師学生の臨地実習指導については，全国保健師長会が地域保健総合推進事業として「保健師教育課程における新カリキュラムに対応した臨地実習内容ならびに体制のあり方に関する調査研究」[20]にて提起している．2009年の指定規則改正にもとづく臨地実習展開の効果的な指導体制について検討し，4単位の実習計画案（必須体験5項目：①地域診断，②母子，成人，高齢者などの3事例以上の家庭訪問で1例は継続訪問，③地域アセスメントにもとづく健康教育の実施，④母子，成人，高齢者等の異なる3事例以上の健康相談，⑤地区組織活動への2回以上の参加）を作成している．この結果を受け，各地方公共団体で保健師教育における臨地実習指導のガイドラインやマニュアルを作成し，学生指導の方針や方法などを具体化している．

(5) Self Development（SD；自己研鑽）としての研修会への参加，学会発表などでの保健活動の発信

　SDの方法として，自分の時間を使った研修会への参加，書籍などからの学修，学会への参加や学会発表などさまざまな機会がある．

　研修会は，職場で計画されたOff-JTとしての研修のほかに，学会や職能団体などの開催する研修会やセミナーなど多様な機会がある．また，Web上でのオンライン開催も今後増えていくことであろう．保健師はSDとして，それらの研修会や

セミナーに自主的に参加していくことが専門職の能力開発につながる.

また, 各学会の開催する学術集会への参加は, 実践のエビデンスとなる研究に触れることができ, 先進事例の活動報告から参考となる情報が得られ, 自らの担当する業務の改善に活かすことができる. また, 自らが事業改善のために取り組んだ実践を学会発表することで, 活動の振り返りとなること, 発表時にフィードバックを得られることができる. また, ほかの自治体や研究者と情報交換ができるなどネットワークが広がる機会となる.

2) 人事管理

管理者保健師は, 人事にかかわる権限も獲得しつつあり, 自組織における保健師などの地域保健従事者の配置については, 地域の状況の変化や業務の実態をとらえ, 適正に判断していくことが求められる. また, ジョブローテーションの観点から, 各部署の人材育成担当者や管理職からヒアリングを行うなどして, 保健師各人のキャリアパスを想定した配置を心がける.

係長・課長・部局長はスタッフの能力や適性, 人材育成目標・計画などを把握しておのおのの能力を発揮し資質向上が図れるよう人員配置と担当業務の分担を検討することが求められる.

3) 業務管理・組織運営管理

(1) 業務管理

業務管理に, 事例管理・地区管理・地域管理・健康危機管理を含めて述べていく.

業務管理では, おのおのの保健師が担当している業務(母子保健, 健康づくり, 高齢者支援, 難病対策, 感染症対策などの業務, および地区担当)における事例管理や地区管理・地域管理・健康危機管理を通して地域の健康課題の改善に向けて, 事業の計画立案・実施・評価を行う. なお, 保健師の業務の分担方法は, 「地区担当制」もしくは「業務分担制」をとっている. また, 「地区担当制」と「業務分担制」の併用が, 多くの保健所や保健センターでとられている[21]. 「地域特性に応じた保健活動推進のためのガイドライン」[21] では, 「地区担当制」「業務分担制」の用語を表5-3のように定義している.

地域の健康課題や人口規模, 組織の特性などを総合的に検討し, 各部署に求めら

表5-3 「地区担当制」「業務分担制」の定義

地区担当制	一定の地区に責任をもち, その地区で生活するすべての人々の健康や生活の質の向上のために活動を行う体制
業務分担制	母子・成人・高齢者・精神・感染症などの分野ごとに責任をもち, その分野の対象とする人々の健康や生活の質の向上のために活動を行う体制

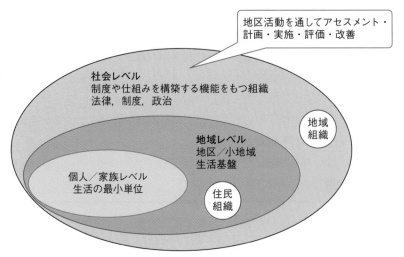

図 5-3　公衆衛生看護の対象

（野村美千江・他：公衆衛生看護学モデル・コア・カリキュラム（2017）の構築と狙い．保健師ジャーナル，74（7）：596-601，2018．を参考に一部改変）

れる機能・役割とそれにもとづく業務を地区担当制や業務分担制などの方法を含め，どのように分担していくことが効果的・効率的か，住民サービスの質向上をめざして検討することが重要である．

「公衆衛生看護学教育モデル・コア・カリキュラム」[16] では，公衆衛生看護の対象は，対象とする地域をシステムととらえ，「地域社会での最小単位としての個人／家族」「生活基盤としての地区／小地域」「地域の住民組織／地域組織」「制度や仕組みを構築する機能をもつ組織」の４つとしている（**図 5-3**）．

保健師は事例管理と地区管理・地域管理を連動して行っており，事例管理において気づいた健康課題を地区レベル，地域レベル，社会レベルと俯瞰していき，地区管理・地域管理へとつなげている．また，保健医療福祉関連計画などで地域の健康課題の改善に取り組む際は，地区レベルおよび個人／家族レベルの地区管理・事例管理に落とし込み，対象に応じた支援を計画・実施・評価している．

また，健康危機管理でも平時から事例管理・地区管理・地域管理を通して要支援対象者および地域の健康課題や活用できる社会資源を把握し，健康危機管理マニュアルの整備など予防的な取り組みが重要である．有事の際にどの事業を継続し，どの事業を縮小または中止するか，事業の優先度などを定めた事業継続計画（Business Continuity Planning；BCP）を策定しておくことも必須である．そして，有事の際には地域の情報を速やかに把握し，必要な業務の検討と人員や物品の確保，指示命令系統の整備とモニタリング，改善を繰り返していく．

（2）組織運営管理

組織運営管理では，所掌事務および組織の意思決定ラインを踏まえて対応する．地方公共団体の部局・課・係の組織構造を表した組織図や，各部署の所掌事務は明

記されており，首長をはじめとした，部局長・課長・係長・係員といった各職位の権限や役割がある．指示命令系統に則って業務を遂行するとともに，執行した業務は報告や復命書の提出を行う．なお行政組織では，目標管理制度の導入がみられる．目標管理制度は，行政の目標を組織（局・部や課）単位で設定して，マネジメントする手法である．組織単位で目標管理することによって，管理・マネジメントのツールとして活用することをめざす．

①保健師活動領域調査

業務管理・組織運営管理をするうえで，集計し活用すべき情報のひとつとして，保健師活動領域調査がある．

保健師活動領域調査は，統計法（2007（平成19）年法律第53号）にもとづく一般統計調査として実施するものである．

保健師活動領域調査は，都道府県および市区町村に所属する保健師の活動領域を把握する（領域調査）とともに，地域保健福祉活動（介護保険業務および特定健診・特定保健指導業務を含む）に従事するすべての保健師の業務内容，業務量の現状を把握する（活動調査）ことで，保健師の確保，保健師活動に関する実態の把握および企画調整の参考資料とすることを目的としている．領域調査は毎年度，活動調査は3年ごとに実施している．

活動調査は，厚生労働省が無作為抽出で選定した自治体に所属し，地域保健福祉活動に従事するすべての保健師（非常勤を含む）を対象として，調査当該月の対象保健師の業務従事時間を調査している．今後の保健師活動に関するさまざまな施策を検討・実施するための基礎データとすることを目的としている．

しかし近年は，保健師の分散配置や活動の広域化，都道府県および市区町村による業務分担の促進などによって，活動の調査項目が現状とはそぐわなくなってきていること，現在の統括保健師の役割機能をとらえることができていないことが課題となっている．

これらの課題を受け，活動調査の見直しが行われている[23]．システム思考による公衆衛生看護活動の対象[24]，自治体保健師の標準的なキャリアラダー（保健師に係る研修のあり方等に関する検討会[12]），ミネソタモデル（Minnesota Department of Health）[25] などにもとづき，従来の特定の事業を並列に取り上げた「保健福祉事業」「地区管理」「コーディネート」「教育・研修」「業務管理」「業務連絡・事務」「研修参加」「その他」の枠組みから，保健師の活動の対象と目的を表現した「ケース・コミュニティマネジメント」「システムマネジメント」で類型化し，特に専門職としての保健師活動に重要かつ特徴的な「人材育成」と「健康危機管理」は枠組みのひとつとして構成される．「ケース・コミュニティマネジメント」はさらに「直接対人支援」「地域・組織支援」に分類し，「システムマネジメント」は「企画立案・評価」「業務管理」「人事管理」「予算管理」「議会対応」などに細分化される．これらは自治体保健師活動の範囲と内容の類型を示すものである．

保健師活動領域調査のデータから保健師の業務を可視化し，効果的な活動，業務の効率化，人員配置の最適化などに活用していくことが望まれる．

4）情報管理

　人々の健康と生活を支援する保健師活動においては，住民など対象者の個人情報を含むさまざまな情報を扱う．それらを適正に管理する必要がある．

（1）個人情報保護と情報公開

　情報を取り扱う法律として2つの法整備がされている．

　2001（平成13）年から施行された「行政機関の保有する情報の公開に関する法律（情報公開法）」は，「国民主権の理念にのっとり，行政文書の開示を請求する権利につき定めること等により，行政機関の保有する情報の一層の公開を図り，もって政府の有するその諸活動を国民に説明する責務が全うされるようにするとともに，国民の的確な理解と批判の下にある公正で民主的な行政の推進に資することを目的」としている．つまり，行政機関の説明責任（アカウンタビリティ）を推進するものであり，保健師は日常的に扱う情報について，情報公開に対応できるよう管理しておく必要がある．

　また，2005（平成17）年に「個人情報保護に関する法律（個人情報保護法）」が施行されている．個人情報の適正な取り扱いを遵守しつつ，情報の共有と透明性を確保し，関係者との双方向の決定ができることをめざしていく．

（2）個人情報保護法と地方公共団体の策定する個人情報保護条例

　「個人情報保護法」に個人情報の基本理念と，国および地方公共団体の責務・施策などが示されている（**図5-4**）．第三者への提供の制限について，個人情報保護

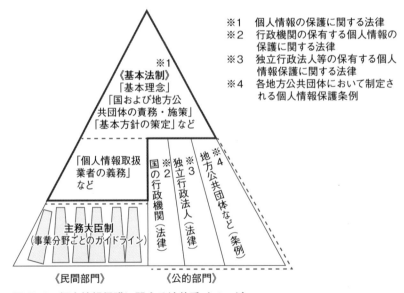

図5-4　個人情報保護に関する法体系イメージ
（消費者庁：よくわかる個人情報の仕組み．改訂版，2015．https://www.ppc.go.jp/files/pdf/personal_pamph27_caa.pdf）

表5-4 個人情報保護制度の見直しに関する最終報告（概要）～個人情報保護制度の見直しに関する検討会（令和2年12月）～[26]

個人情報保護制度見直しの全体像
①個人情報保護法，行政機関個人情報保護法，独立行政法人等個人情報保護法の3本の法律を1本の法律に統合するとともに，地方公共団体の個人情報保護制度についても統合後の法律において全国的な共通ルールを規定し，全体の所管を個人情報保護委員会に一元化.
②医療分野・学術分野の規制を統一するため，国公立の病院，大学等には原則として民間の病院，大学等と同等の規律を適用.
③学術研究分野を含めたGDPR（一般データ保護規則）の十分性認定への対応を目指し，学術研究に係る適用除外規定について，一律の適用除外ではなく，義務ごとの例外規定として精緻化.
④個人情報の定義等を国・民間・地方で統一するとともに，行政機関等での匿名加工情報の取扱いに関する規律を明確化.

法第23条に「本人の同意を得ないで，個人データを第三者に提供してはならない」とされている．ただし，同じ第23条に除外規定もあり，「法令に基づく場合，身体又は財産の保護，公衆衛生の向上などのために必要な場合は適用しない」とされている．第5条では，「地方公共団体は，この法律の趣旨にのっとり，その地方公共団体の区域の特性に応じて，個人情報の適正な取扱いを確保するために必要な施策を策定し，及びこれを実施する責務を有する」とされている．そして各自治体では，地方公共団体が策定する個人情報保護条例に則って情報を扱うこととなる.

なお，情報化の進展や個人情報の有用性の高まりから，官民や地域の枠を超えたデータ利用の活発化などを背景に個人情報保護制度の見直しが行われている（**表5-4**）.

(3) 文書管理

公的文書については，各地方公共団体で文書管理システムがある．文書の種類によって，1年保存，3年保存，5年保存，10年保存，永久保存のように保存年限が定められている．保管場所も文書管理システムにより分野ごとの整理がされており，また，紙媒体の文書は当年度および昨年度分は事務所内のキャビネットでいつでも閲覧できるよう保管されており，古い年度の文書は文書保管庫などに保存されている．決裁文書については，各地方公共団体で電子決裁と連動した電子文書管理システムが構築されている．また，母子保健，障害福祉，難病医療など，おのおのの住民データを管理する電子システム化がなされている．文書管理の権限のある職員がいつでも適正に活用でき住民サービスに活かすことができるよう，適正に管理することが重要である.

5) 予算編成・予算管理

①地方公共団体における予算編成の1年の流れ

地域の健康課題を解決するために立案した計画を実施するには，予算化が必要不可欠である．予算化にあたっては，地方公共団体における予算編成の1年の流れを

時期	4月	5月	6月	7月	8月	9月	10月	11月	12月	1月	2月	3月
担当課		決算報告		新規事業の予算要求								
				予算要求								
				組織ラインの意思決定								
					財政課ヒアリング							
財政課		予算編成方針			財政課長内示							
		決算委員会									予算委員会	
								市長内示			議会決議	

←─────────── 会計年度 ───────────→

図 5-5　予算編成の 1 年の流れ

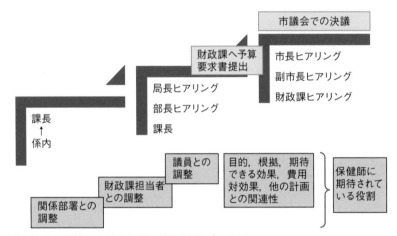

図 5-6　組織における予算の意思決定プロセス

理解し，時期を逸しないように進めていく必要がある．予算編成の1年の流れを**図5-5**に示す．5月に前年度の決算報告，6，7月に財政課から予算編成方針が出される．予算編成方針に沿って，7，8月には重点施策の新規事業となる予算要求書を，9，10月にはすべての事業の予算要求書を作成し，組織のラインの意思決定を進める．10，11月には財政課ヒアリングを行い，12月ごろに，財政課長内示，必要に応じて復活要求，1月に市長内示，2月には予算書にもとづき議会の予算委員会に提出し議決される．

　補正予算の編成として，会計年度の途中で緊急かつ優先的に必要となった事業費の追加などは，議会の開催に合わせて6月，9月，12月，2月に行う．ただし議会の時期は，地方公共団体によって多少異なる．

②組織における予算の意思決定プロセス

　組織における予算の意思決定プロセスを**図5-6**に示す．組織ラインおよび財政課のヒアリングを重ねていくが，同時に関係部署との調整や，財政課担当者，議員などとの調整，いわゆる“根回し”も重要である．これらの調整では，費用対効果を考え，住民のためにより効果的な企画となるよう，関係部署の新規事業や既存事業との協働や各種計画への位置づけ，地方公共団体が全体としてめざす方針との整

合を図っていく．特に保健師は住民の声を集約し，健康と生活を支援する専門職として客観的なデータを示しながら方策を検討し説明する力を発揮し，各部署と調整していくことが期待される．さらには，保健師の職位によって，管理職の補佐としてヒアリングに同席したり，保健師自身が管理職としてヒアリングを主導したりしていくことが求められる．

③既存事業の予算編成

重点事業や新規事業に予算を充当する一方で，既存事業については，「マイナス10％シーリング*」などの概算要求基準が設定され，スクラップアンドビルドの視点で見直しが図られる．その際留意すべきは，既存事業を押しなべて予算削減するのではなく，前年度実績や経年のデータを根拠として，削減すべき事業やほかの事業との統合，拡大すべき事業を検討することである．

④予算の執行および決算と事業評価

当該年度には，採択された予算を執行しながら事業を実施していくが，各事業の予算の款項目節を確認して，適正に執行していくことが必須である．予算の仕組みを理解し，事務職と連携・依頼し予算の執行・その後の決算報告へと手続きを進める．保健師は専門職として，予算も含めた事業評価を行い，より効果的な事業の企画・実施・評価のPDCAサイクルを展開していくことが求められる．

⑤予算マネジメント能力

米国のQuad Council Coalitionは，ドメイン7として予算マネジメント能力を次のように示している．

「予算マネジメント能力は，コミュニティの健康ニーズに対処できる他の行政機関とのつながり，公衆衛生とヘルスケアの資金メカニズムの活用，予算の策定と確保，職員の動機づけ，プログラムと組織の業績の評価と改善，組織業績の向上のための業績管理システムの確立と利用に焦点を当てている．」[3]

6）統括保健師

統括保健師は「保健師活動指針」で位置づけられ，各地方公共団体で統括保健師

表5-5　統括保健師の定義および機能・役割[27]

（1）統括保健師とは 　統括保健師とは，自治体においてさまざまな部所に配置されている保健師を専門的側面から組織横断的に調整・支援し，地域全体の健康水準の向上を図ることのできる環境・体制を整える保健師である． （2）統括保健師の機能・役割 　統括保健師は住民の健康課題の解決や地域全体の健康水準の向上を図るために，主に次のような機能・役割を担う． 　○部所横断的な調整による地域の健康課題や優先度の明確化 　○保健師の人材育成 　○専門職（保健師）としての視点からの保健師配置等に関する意見具申 　○健康危機管理に関する保健師活動の調整

＊　前年度より10％を減じたものを要求限度とすること．

の配置や事務分掌の明記が進められている．統括保健師の役割は，公衆衛生看護の
マネジメントにおいて要となる．保健師活動指針では「保健師活動を組織横断的に
総合調整及び推進し，技術的及び専門的側面から指導する役割を担う部署を保健衛
生部門等に明確に位置付け，保健師を配置するよう努めること」[3]とされ，統括保
健師の配置の根拠となっている．

　日本看護協会の「統括保健師人材育成プログラムの開発」[27]で，統括保健師の定
義および機能・役割が整理されている（**表 5-5**）．

●文献

1) Drucker・P・F／上田惇生・編訳：マネジメント［エッセンシャル版］-基本と原則．ダイヤモンド
社，2001，pp9-11.
2) 日本看護協会 保健師に求められる看護管理のあり方検討小委員会：保健師に求められる看護管理のあ
り方-地域保健における看護管理の概念整理-．2005.
https://www.nurse.or.jp/home/publication/pdf/report/2006/hokensi_kangokanri.pdf［Accessed 2021.
3.21］
3) 厚生労働省：地域における保健師の保健活動に関する指針（平成25年厚生労働省健康局長通知　健
041第1号）．2013.
https://www.mhlw.go.jp/web/t_doc?dataId=00tb9310&dataType=1&pageNo=1［Accessed 2021.3.21］
4) Quad Council Coalition of Public Health Nursing Organizations：Community/Public Health Nursing
［C/PHN］Competencies．2018.
https://www.cphno.org/wp-content/uploads/2020/08/QCC-C-PHN-COMPETENCIES-Approved_20
18.05.04_Final-002.pdf［Accessed 2021.3.21］
https://www.jsph.jp/files/E69C80E7B582E7898820CPHN20E5928CE8A8B3.pdf（公衆衛生学会による
和訳）
5) 厚生労働省：地域における保健師の保健活動指針．平成15年10月10日付け健発第1010003号．2003.
6) 厚生労働省：地域保健従事者の資質の向上に関する検討会報告書．2002.
http://www.mhlw.go.jp/shingi/2003/07/s0715-2b.html［Accessed 2021.3.21］
7) 厚生労働省：新任時期における地域保健従事者の現任教育に関する検討会報告．2003.
http://www.wam.go.jp/wamappl/bb14gs50.nsf/0/49256fe9001ace7b49256ec500224768/$FILE/siryou.pdf
［Accessed 2021.3.21］
8) 厚生労働省：新任時期の人材育成モデルプログラム作成事業検討会報告書．2004.
9) 厚生労働省：新任時期の人材育成プログラム評価検討会報告書．2005.
http://www.jpha.or.jp/jpha/suishin/shinninjiki/report_shinninjiki.pdf［Accessed 2021.3.21］
10) 厚生労働省：指導者育成プログラムの作成に関する検討会報告書．2007.
http://www.wam.go.jp/wamappl/bb13GS40.nsf/0/8ba2fa45e1b771634925732200168cae/$FILE/200707
25_1haifu2.pdf［Accessed 2021.3.21］
11) 厚生労働省：新人看護職員研修ガイドライン～保健師編～．2011.
http://www.mhlw.go.jp/bunya/iryou/oshirase/dl/130308-3.pdf［Accessed 2021.3.21］
12) 厚生労働省：保健師に係る研修のあり方等に関する検討会最終取りまとめ．2016.
http://www.mhlw.go.jp/file/05-Shingikai-10901000-Kenkoukyoku- Soumuka/0000120070.pdf［Accessed
2021.3.21］
13) 大学における看護系人材養成の在り方に関する検討会：大学における看護系人材養成の在り方に関する
検討会最終報告．2011.
https://www.mext.go.jp/b_menu/shingi/chousa/koutou/40/toushin/__icsFiles/afieldfile/2011/03/
11/1302921_1_1.pdf［Accessed 2021.3.21］
14) 全国保健師教育機関協議会：保健師教育における大学院カリキュラムモデル（全保教版2020）．2020.
http://www.zenhokyo.jp/work/doc/r2-iinkai-hokenshi.pdf［Accessed 2021.3.21］
15) 文部科学省，厚生労働省：保健師助産師看護師学校養成所指定規則.
https://www.mhlw.go.jp/web/t_doc?dataId=80081000&dataType=0［Accessed 2021.3.21］
16) 全国保健師教育機関協議会：公衆衛生看護学教育モデル・コア・カリキュラム2017．2018.
17) 文部科学省：看護学教育モデル・コア・カリキュラム～「学資過程においてコアとなる看護実践能力」
の修得を目指した学修目標～．2017.
18) 厚生労働省医政局看護課：保健師に求められる実践能力と卒業時の到達目標と到達度．2010.
19) 全国保健師教育機関協議会：保健師教育におけるミニマム・リクワイアメンツ　全国保健師教育機関協
議会版2014．2014.

20) 鎌田久美子：保健師教育課程における新カリキュラムに対応した臨地実習内容ならびに体制のあり方に関する調査研究．平成23年度地域保健総合推進事業，2012．
http://www.nacphn.jp/03/pdf/2011_kamata.pdf［Accessed 2021.3.21］

21) 厚生労働省：地域特性に応じた保健活動推進のためのガイドライン．平成28年度〜30年度厚生労働科学研究費補助金（健康安全・危機管理対策総合研究事業）「地域特性に応じた保健活動推進ガイドラインの開発」．2019．
http://tokuteikenshin-hokensidou.jp/reference/2019/07/post-567.php［Accessed 2021.3.21］

22) 野村美千江・他：公衆衛生看護学モデル・コア・カリキュラム（2017）の構築と狙い．保健師ジャーナル，74（7）：596-601，2018．

23) 全国保健師長会：自治体保健師の活動内容の実態把握に向けた調査」報告書．令和2年度地域保健総合推進事業，2021．

24) 佐伯和子：活動の対象．「公衆衛生看護学原論」．麻原きよみ・他編，医歯薬出版，2014．pp35-66．

25) Minnesota Department of Health. Public health interventions：Applications for nursing practice. 2nd ed.（"The Wheel Manual"), 2019. https://www.health.state.mn.us/communities/practice/research/phncouncil/wheel.html［Accessed 2021.3.21］

26) 個人情報保護制度の見直しに関するタスクフォース：個人情報保護制度の見直しに関する最終報告（概要）．2020．
https://www.cas.go.jp/jp/seisaku/kojinjyoho_hogo/pdf/r0212saisyuhoukoku.pdf［Accessed 2021.3.21］

27) 日本看護協会：統括保健師人材育成プログラムの開発〜2年間の試行を踏まえて〜．平成27年度 厚生労働省先駆的保健活動交流推進事業 報告書，2015．
https://www.nurse.or.jp/home/publication/pdf/senkuteki/2016/jinzaiikusei_program.pdf［Accessed 2021.3.21］

2. 公衆衛生看護におけるエビデンスの活用

　本項では，公衆衛生看護実践における科学的エビデンスの活用のために必要な事項について解説する．エビデンスをどのように日常の保健活動レベルで活用していくことができるかを理解することをめざす．科学的エビデンスの考え方，EBM（Evidence-based medicine）およびEBPH（Evidence-based public health）の特徴，実践における疑問のもち方と疑問を可視化する方法，エビデンスの探し方と吟味の仕方，エビデンスの示し方，実践にどう適用できるかの検討について，事例を用いながら解説していく．さらに，エビデンスを活用して実際に現場を改善するための研究である実装研究も説明する．

　本項ではEBMとEBPHという概念を解説しているが，後述するようにEBMは「根拠にもとづく医療」であり，EBPHは「根拠にもとづく公衆衛生」である．EBMの考え方はEBPHと共通しているため，EBMを説明したうえで，EBPHの特徴について解説する．なお，近年は医療に限らず，多くの領域において実践に重きをおいており，共通した考え方としてEBP（Evidence-based Practice；根拠にもとづく実践）が用いられることが多いため，本章の後半ではEBPを用いている．

1）保健医療分野におけるエビデンス

（1）エビデンスとは

　人々の社会活動におけるエビデンスとは何か．それは用いられる状況や文脈に

よって異なり，証拠であったり，根拠（拠り所）であったり，証明資料であったり，さまざまである．保健医療の分野でエビデンスといえば，EBM がすぐに思い浮かぶだろう．

では，保健師が行う公衆衛生看護活動の根拠となるエビデンスには，どのようなものがあるだろうか．保健師をめざす学生にとって「根拠法令」は常に意識しているだろう．これも保健活動にとってのエビデンスのひとつといえる．拠って立つ，依拠するところとしての法律や制度は保健活動の地盤でもあり，軸でもある．また，対象となる人々に関するデータ，ニーズ，保健師の経験なども，エビデンスといえる．

それらに対して EBM が示す「科学的エビデンス」は，人々の健康や生活を改善するために何をすべきか（すべきでないか），その意思決定のための材料といえる．

(2) 科学的エビデンス

科学的エビデンスとは，先行研究の知見の集積にもとづく科学的な裏づけをさしている．Brownson ら[1] は，科学的エビデンスを 3 つのタイプに類型化しており，因果関係を示す「タイプ I」，介入の有効性を示す「タイプ II」，それらの社会実装に必要な状況を示す「タイプ III」があると述べている（表 5-6）．

タイプ I のエビデンスでは，疾病の原因を特定したり，リスク要因と疾病についての関連を特定したり，特定の疾病やリスク要因について「何かがなされるべきである」ことを示している．タイプ II のエビデンスでは，健康に影響を及ぼす特定の介入の相対的効果を扱い，「何がなされるべきか」具体的内容に言及している．タイプ III のエビデンスについては，どのように介入が実施されたか，どのような状況で介入が行われたか，その介入がどのように受け止められたかなど，「どのようになされるべきか（または，どのようになされ得るか）」を示している．

これまでは主にタイプ I ／ II のエビデンスの検証・蓄積に科学の力点がおかれて

表 5-6 科学的エビデンスのタイプ

特徴	タイプ I	タイプ II	タイプ III
目標/行動	問題や優先度を特定する【何かがなされるべき】	何が有効か特定する【何がなされるべきか】	どうやって実装するか（実践に適用するか）特定する【どのようになされるべきか】
典型的データ/関係 pipeline	予防可能なリスクと疾病との関連についてのサイズ，強さ（負荷の測定，記述的データ，疫学研究）	公衆衛生介入の相対的効果	効果的な介入の適用と実装に関する情報
問いの例	ファストフード店の密集度は肥満と関連付けられるか	ファストフード店の規制政策は，カロリー摂取量を変えるか	ファストフード政策に関する地域社会の姿勢は，政策変更にどのように影響するか

(Brownson, R. C.：Evidence-Based Public Health. 3rd ed., Oxford University Press, 2017, p5. をもとに作成)

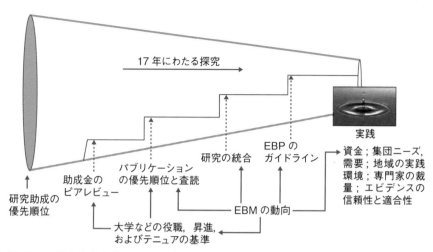

図 5-7　研究から実践へのパイプラインにおけるフィルタリング
（Green, L. W. et al.：Diffusion theory and knowledge dissemination, utilization, and integration in public health. Annu. Rev Public Health, 30：151-174, 2009. を筆者和訳）

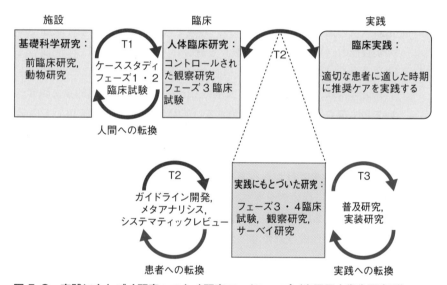

図 5-8　実践にもとづく研究へつなぐ研究ロードマップ（米国国立衛生研究所）
（Westfall, J. et al.：Practice-Based Research- "Blue Highways" on the NIH Roadmap. JAMA, 297：403-406, 2007. を筆者和訳）

きたが，優れた研究成果があってもなかなか実践に適用することがむずかしく，研究と現場の乖離が指摘されることもあった．研究から導き出されたエビデンスが，実践の場で還元されるまで，17 年かかるとも示されており（**図 5-7**）[2]，これまで科学研究において，実社会への実装のプロセスが重要視されてこなかったことがわかる．そうした背景もあり，研究成果を実社会でどのように実行して，普及していくかという「実装」科学が重視されるようになった．

　タイプⅠからタイプⅢの科学的エビデンスについて，研究施設での研究から，ベッドサイド，実践現場への適用という重要なつながりについてロードマップが示

されている（**図5-8**）[3]．これまでの研究体系では（黒色），新しい医学的発見の臨床実践への移行は体系立っていなかったが，さらに日々の実践への研究成果の組み込みを促進するためのステップが示されている（青）．研究全体のロードマップとして重要なほかのタイプの研究は，コミュニティベースの参加型研究（CBPR），公衆衛生研究，および健康政策分析があげられる．

(3) EBM

EBMとは，根拠にもとづく医療のことである．EBMにおける根拠（エビデンス）とは「信念あるいは命題が真実であるか，妥当かを示す，一連の利用可能な事実や情報」を意味する．EBMでいう根拠は科学的エビデンスではあるが，EBMは単純に科学性のみを強調しているのではない．EBMとは，「入手可能な範囲で最も信頼できる根拠を把握したうえで，個々の患者に特有の臨床状況や患者の価値観を考慮した医療を行うための一連の行動指針」であるとされ[4]，経験を尊重しかつ患者の特性を包含した総合的な医療を提供しようとする医療科学の方法論であるといわれている[4-6]．EBMでは科学的根拠を不可欠な主要素としつつも，対象となる人々の選好（価値観や思い），対象となる人々を取り巻く状態や環境，専門職の実践能力（知識や技術，経験）を統合し，総合的に検討して判断（意思決定）をすることが，真の目的である．

1991年にカナダMcMaster大学のGuyattが，臨床疫学的な文献データにもとづいて最も優れた診療を見出す方法を「EBM」という言葉を用いて医学雑誌で紹介し[7]，EBMは保健医療福祉のあらゆる分野で注目されるようになった．EBMが広く受け入れられた背景には，ランダム化比較試験（randomized controlled trial；RCT）が世界中で行われるようになったこと，臨床疫学の手法で収集された情報がITの発達に伴いデータベース化され，保健福祉医療にかかわる人々に身近になったことがあげられる．この状況により診療ガイドラインや地域保健サービスガイドラインが作成されたり，さまざまな研究結果をメタ分析したシステマティック・レビューがコクランライブラリーのような形でまとめられたり，より実践の場で活用できるようになってきている．

近年，EBMは基礎教育でも現任教育においても扱われ，医療の実践にはEBMが不可欠であるということは広く認識されている．EBMをはじめとして，根拠にもとづく看護EBN（Evidence-based Nursing），根拠にもとづく政策（立案）EBP/EBPM（Evidence-based Policy（Making）），根拠にもとづく教育EBE（Evidence-based Education）など，多くの学問領域で用いられている．そのなかでも保健活動により近いのが，後述の根拠にもとづく公衆衛生EBPHである．近年はより多領域に適応可能な考え方として，根拠にもとづく実践EBPが用いられている．

①研究デザインとエビデンスレベル

Glasziouら[8]が示した**表5-7**のように，研究の問いに応じて，何を調べたいのかを明確にし，目的に適した研究デザインを選び，研究計画を立てて研究が実施されるが，研究デザインには，大きく分けて，介入研究と観察研究の2つがある（**図**

表5-7　実践の問いと研究で調べられること

実践で浮かんだ疑問	研究で調べられること
この状況に対して何ができるのか？	介入方法の効果
何がこの問題を引きおこしているのか？	病因，リスク要因
この相談者は，疾患に罹患しているのか？	診断
将来発症するリスクはどれくらいか？	予後，予測
この感染症はどれくらいまん延しているのだろう？	頻度，率
この課題はどんなタイプに分類できるのか？	現象，考え

（Glasziou, P. P. et al.：2007）Evidence-based practice workbook. 2nd ed., BMJ, 2007, p23.）

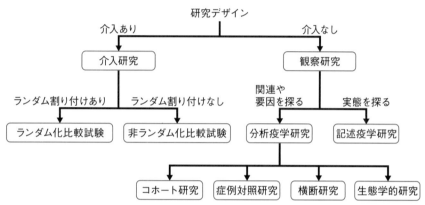

図5-9　研究デザインの種類

表5-8　研究デザインのエビデンスレベル

Ⅰa：複数のランダム化比較試験のメタアナリシス
Ⅰb：少なくとも1つのランダム化比較試験
Ⅱa：少なくとも1つのよくデザインされた対照試験
Ⅱb：少なくとも1つのよくデザインされた準実験的研究
Ⅲ：よくデザインされた非実験的記述研究（比較研究，相関研究，症例対照研究など）
Ⅳ：専門家委員会の報告や意見、権威者の臨床経験

（米国保健政策研究局，1993.）

5-9）．介入研究については，ランダム割り付け（無作為化割付）があるかないか
によって，ランダム化比較試験（無作為化比較試験：RCT）と非ランダム化比較
試験に大別される．観察研究は，仮説の探索が目的か，仮説の検証が目的かによっ
て，記述疫学研究と分析疫学研究に大別される．介入研究では効果を検証し，分析
疫学研究（コホート研究，症例対照研究，横断研究など）は関連や因果を検証し，
記述疫学研究は実態を探索する研究であるともいえる．
　これらの研究デザインのエビデンスレベルとしてよく知られているものに，1990
年代に発表された**表5-8**の段階がある．これは横断的にある時点での関連をみる

表5-9 エビデンスレベル

質問	ステップ1 （レベル1）	ステップ2 （レベル2）	ステップ3 （レベル3）	ステップ4 （レベル4）	ステップ5 （レベル5）
その問題はどの程度よくあるのか?	特定の地域かつ最新のランダム化サンプル調査（または全数調査）	特定の地域での照合が担保された調査のシステマティックレビュー	特定の地域での非ランダム化サンプル	症例集積	該当なし
この診断検査のモニタリング検査は正確か?（診断）	一貫した参照基準と盲検化を適用した横断研究のシステマティックレビュー	一貫した参照基準と盲検化を適用した個別の横断的研究	非連続的研究、または一貫した参照基準を適用していない研究	症例対照研究、または低い、あるいは非独立的な参照基準	メカニズムにもとづく推論
治療を追加しなければどうなるのか?（予後）	発端コホート研究のシステマティックレビュー	発端コホート研究	コホート研究またはランダム化試験の比較対照群	症例集積研究または症例対照研究、または質の低い予後コホート研究	該当なし
この介入は役に立つのか?（治療利益）	ランダム化試験またはn-of-1試験のシステマティックレビュー	ランダム化試験または劇的な効果のある観察研究	非ランダム化比較コホート／追跡研究	症例集積研究、症例対照研究、またはヒストリカルコントロール研究	メカニズムにもとづく推論
よくある検査はどのような被害をなものか?（治療被害）	ランダム化試験のシステマティックレビュー、ネスティッド・ケース・コントロール研究のシステマティックレビュー、問題が提起されている患者でのn-of-1試験、または劇的な効果のある観察研究	個別のランダム化試験または（例外的に）劇的な効果のある観察研究	一般にみられる被害を特定するのに十分な症例数がある場合、非ランダム化比較コホート／追跡研究（市販後調査）（長期的な被害については、追跡期間が十分でなければならない）	症例集積研究、症例対照研究、またはヒストリカルコントロール研究	メカニズムにもとづく推論
まれにある被害はどのようなものか?（治療被害）	ランダム化試験またはn-of-1試験のシステマティックレビュー	ランダム化試験または（例外的に）劇的な効果のある観察研究			
この（早期発見）試験は価値があるか?（スクリーニング）	ランダム化試験のシステマティックレビュー	ランダム化試験	非ランダム化比較コホート／追跡研究	症例集積研究、症例対照研究、またはヒストリカルコントロール研究	メカニズムにもとづく推論

(https://www.cebm.ox.ac.uk/resources/levels-of-evidence/ocebm-levels-of-evidence を筆者和訳)

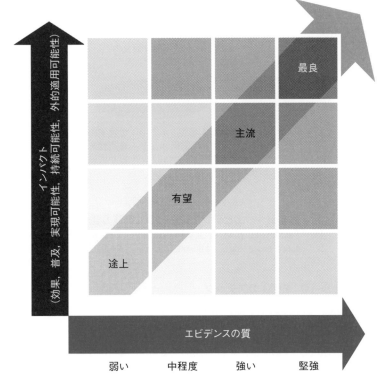

図 5-10　エビデンスの枠組み
（Spencer, L. M. et al.：Seeking Best Practices：A Conceptual Framework for Planning and Improving Evidence-Based Practices. Prev Chronic Dis, 10：E207, 2013. doi：10.5888/pcd10.130186. を筆者和訳）

研究，縦断的に要因をみる研究，などと比べて，介入の効果を知る介入研究のほうがエビデンスが高く，さらにはランダム割り付けがされた RCT のほうがエビデンスが高く，最もエビデンスが高いのは，それらの複数の RCT を統合したメタアナリシスであるという，科学的エビデンスのレベルの段階を示している．

　このエビデンスレベルの類型化は，科学的エビデンスがどれだけ信頼できるかというエビデンスの質を示したものであるが，すべての状況において RCT やメタアナリシスによる研究ではエビデンスが高く，それ以外の研究ではエビデンスが低いということではない．2011 年には，Oxford Centre for Evidence-Based Medicine から，研究の問いにもとづくエビデンスレベルが示されている（**表 5-9**）[9]．このエビデンスレベルの一覧表によると，研究の問いに応じて，研究デザインによるエビデンスレベルの段階（レベル 1〜5）は異なることが示されている．

　また，Spencer らは新たなエビデンスの枠組みを提示し（**図 5-10**）[10]，エビデンスの質とインパクトの 2 軸により，エビデンスのカテゴリを 4 段階で示している．RCT の研究デザインに重きをおくレベル付けに対し，この枠組みでは政策に関連するエビデンスや集団全体に対する介入のエビデンスを評価するのに有用であると考えられている．

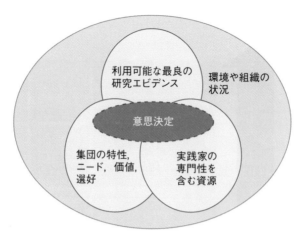

図 5-11　エビデンスにもとづく実践の要素
（Satterfield, J. M. et al.：Toward a transdisciplinary model of evidence-based practice. Milbank Q, 87（2）：368-390, 2009. をもとに作成）

表 5-10　EBM のステップ

以下のプロセスを円環的に行う.
　Step1：まず, 知りたい情報を回答可能な質問形式に変える（疑問の定型化）.
　Step2：質問に答える最良のエビデンスを最も効率よく探し出す.
　Step3：そのエビデンスの有効性を妥当性と有用性の点で批判的に評価する.
　Step4：その評価結果を臨床／実践に適用し,
　Step5：成果を評価する.

②エビデンスにもとづく実践（EBP）のための要素

　前述したように, EBM とは,「入手可能な範囲で最も信頼できる根拠を把握したうえで, 個々の患者に特有の臨床状況や患者の価値観を考慮した医療を行うための一連の行動指針」である. 前述したように近年 EBP という考え方が用いられている. EBP とは, 最良の研究エビデンス, 対象となる人々の特性・ニード・価値・選好, 対象となる人々を取り巻く環境や組織の状態, 実践家（専門職）の実践能力（専門性, 知識や技術, 経験）を統合し, 総合的に検討して判断（意思決定）をすることである（**図 5-11**）[11].

　この項で解説している「科学的エビデンス」とは, この EBP について, 総合的な意思決定の際に, 考慮すべき「最良のエビデンス」を探す際に役立てるものである. 科学的エビデンスとは, 時代によって移り変わっていくものであり, 対象の違い, 国や地域, 文化や環境による違い, 社会状況による違いなど, 用いる際には注意が必要なものであることを認識していなければいけない.「最良の」と敢えて言葉が付されているのは, そういったさまざまな条件を考慮して, 何が選択すべき最良のエビデンスかを常にエビデンスを利用する者が熟慮しなくてはいけないことを指し示している.

③ EBM のステップ（表 5-10）

【Step1】 知りたい情報を回答可能な質問形式に変える（疑問の定型化）

　ここでは，実践の疑問（Clinical Question）を Research Question に構造化していく．疑問の内容を P（Patient），I または E（Intervention または Exposure），C（Comparison），O（Outcome）の 4 つの切り口から明確にし，回答できるような形式に構造化する．

★PI（E）CO に当てはめて考えてみる．

Patients：	だれに（対象）
Intervention ／ Exposure：	何をすると／何によって（介入／要因・曝露）
Comparison：	何と比べて（比較）
Outcomes：	どうなる（効果）

PICO にすることで自分のアイデアを可視化し，それにより他者とコミュニケーションができる．

　漠然とした疑問：「都会には皮膚疾患が多い？」
このままの疑問では，何をどのように調べたらよいのか，何を知りたいのかが特定できず，先に進めることができない．そのため，この疑問をより鮮明にするために，リサーチクエスチョンにしていく．

　P：対象者は？
　I/E：要因は何か？　それは測定できるか？
　C：比較群はどう設定するか？　測定できるか？
　O：アウトカムは何か？　それは測定できるか？

〈PICO/PECO の一例〉
　P：小学生
　I/E：人口 100 万人以上の都市に住んでいる
　C：人口 100 万人以上の都市に住んでいない
　O：アトピー性皮膚炎患者の有病割合

　理想的な比較対照とは Intervention ／ Exposure 以外の要素（年齢，性別，生活習慣，病歴，遺伝背景など）がすべて同じである集団であるが，現実にはできない比較である．どのようなアウトカムを選ぶかも重要であり，そのアウトカムは意味があり，測定できるかを考える必要がある．また，PICO にしにくい・ならない Research Question もある（記述的研究＜質的研究，症例報告，実態調査など＞など）．

【Step2】質問に答える最良のエビデンスを最も効率よく探し出す
　Up To Date，Cochrane，Pubmed，CINAHL，医学中央雑誌などのデータベースを活用して文献を検索する．文献検索の際には，検索式が重要になる．探し出し

表 5-11　文献検討する際に考慮するバイアス

・出版バイアス
　ネガティブな結果よりポジティブな結果のほうが出版されやすい
・引用バイアス
　ポジティブな結果は引用されやすい
・結果報告バイアス
　ポジティブな結果が選択され，公表されやすい
・タイムラグバイアス
　ポジティブな結果はネガティブな結果より早く出版されやすい
・言語バイアス
　ポジティブな結果は英語で書かれることが多い
　※●●に関する文献は「存在しなかった」のではなく，「（日本語のデータベースで
　　は）見つけられなかった」可能性がある.

たいエビデンス（先行研究）にたどり着けるかどうかは，適した検索式をつくれる
かどうかにかかわる．検索用語を選定する際には，MESH term の見直しも行う.
検索では，基本的にはP＋I/E（＋O）で行ってみるとよい.

【Step3】そのエビデンスの有効性を妥当性と有用性の点で批判的に評価する

Step2で見つけた研究の結果を，Step3では批判的視点に立って吟味する．1つ
ひとつの研究について，クリティークを行う．クリティークの際には，報告ガイド
ラインを活用することを推奨する．報告ガイドラインとは，明確な方法論を使用し
て開発された，特定のタイプの研究を報告する際に著者をガイドするためのチェッ
クリスト，フロー図，構造化テキストであり，論文に掲載すべき報告事項の明確な
リストを示している．これに照らし合わせて，その文献の「質」を検討することが
できる．報告ガイドラインの種類には，研究デザインに対応したガイドライン，個
別の方法論に対応したガイドライン，各臨床分野に対応したガイドライン，個別の
テーマに特化したガイドラインがある．報告ガイドラインを探す際は，
EQUATOR Network[12]のデータベースを活用すると体系化されたなかから適した
ガイドラインを探すことができる.

また，文献を検討する際には，さまざまなバイアスの存在も考慮する必要がある
（表 5-11）.

【Step4】その評価結果を臨床／実践に適用する

Step3までで導き出した研究論文やエビデンスの結論を，個人や家族への支援に
適応できるか判断して，実践に活用する.

【Step5】成果を評価する

実践に適用した評価を行って，個人/家族，集団/地域への実践に意義があった場
合，組織全体で取り組む活動や，制度化に活用する.

(4) EBPH とその特徴

　1997 年，Jenicek は EBPH を「研究，臨床，および公衆衛生の経験と，臨床診療，健康プログラム，および健康政策における調査結果を研究および適用する際の疫学的洞察の使用」と定義した[13]．その後も，EBPH の定義は実践の問いと品の高いエビデンスの検討を通じて拡大・深化していった．EBPH は，「科学にもとづく介入を地域の選好と統合し，集団の健康を改善するプロセス」[14]「対象集団の健康を増進するために，科学的研究や実践から得られるエビデンスを統合するプロセス」[15] などと定義されている．

　Fielding は「Evidence-based Public Health」の冒頭で，「情熱が（特定の政策の）問題解決を感情的にむずかしくするのに対し，エビデンスは見解を和らげたり，あるいは相対する主張間で妥協可能な範囲を示唆したりする可能性がある」と述べている[1]．さらに，EBPH を応用することで「公衆衛生は納税者の負託に対して健康上のより高度の還元を行うことができ，公衆衛生従事者は支持されやすく批判し難いエビデンスをもち，限られた公共資源や資金を獲得できる」とも述べている．

　EBPH の主要な要素は，意思決定に影響を受けるコミュニティとかかわりながら，適切なデータ収集と研究方法を使用して，利用可能な最良の科学的証拠にもとづいて意思決定を行うことである．公衆衛生に対するエビデンスにもとづくアプローチは，ベストプラクティスに関する情報へのアクセス，予防プログラムや政策の成功可能性，労働力の生産性，公的および私的資源のより効率的な使用など，多くの直接・間接的な利益をもたらす可能性がある．

①公衆衛生領域における科学的エビデンスの特徴

a. 研究デザインの特徴

　臨床の場では RCT のような，介入効果でのエビデンスレベルの高い実験研究を行うことができるが，公衆衛生で行われる研究は，地域での生活におけるさまざまな現象を扱っており，生活上の種々の条件が絡み合い，「比較可能な対照群」を設定することにむずかしさがある．そのため，横断研究や時系列分析など観察研究・準実験研究が多く，バイアスや偶然性の影響を受けず真実を反映している可能性が高いという意味でのエビデンスレベルとしてはやや弱くなるという特徴がある．

b. アウトカムの測定における特徴

　臨床の場における薬剤や治療方法などの介入効果を測定する研究と異なり，公衆衛生の領域では介入による変化（アウトカム）は目に見えにくいという特徴がある．公衆衛生のアウトカムは，薬剤投与後の検査値の変化などのように数値で表せるものばかりではなく，わたしたちが知りたい事象は，住民の認識や行動，人々のつながりの変化などであることが多く，数値として示しにくいというむずかしさがある．

c. アウトカムの評価にかかる時間の特徴

　公衆衛生には介入による変化の現れ方の特徴がある．薬剤投与などの治療や直接的ケアなどのように，介入後比較的早く変化が現れるようなものでなく，公衆衛生

領域における支援による効果は，時間をかけて変化していくため，介入から結果までの評価に長期間を要することが多いともいえる．そのため，最終的なアウトカムだけでなく，行動の変化にまでは至らない程度の変化でも感知できるような高い感度をもって評価する必要がある[16]といわれている．

このように，公衆衛生領域では介入効果における高いエビデンスレベルの研究を探すことは容易ではないこともある．しかし，適したエビデンスがない（見つからない）ために，EBPができないわけではない．エビデンスの蓄積を待っていては，いつ実現できるか定かではなく，研究が蓄積されていくうちにこれまで認知されてきた結果（エビデンス）が否定されることもある．「現在"入手可能な"最善のエビデンス」としているのは，そのためでもある．

②科学的エビデンス以外の重要な要素

エビデンスにもとづく意思決定は，科学的な根拠だけでなく，価値，資源，状況を考慮して行う．公衆衛生領域では効果や効率だけでなく，公平や倫理，政治や財政，価値観，文化など多側面から検討を行う必要がある．南郷[17]はEBMで最も重要なのは，「患者（対象）への適用」であり，ある治療法や検査法が有効であるというエビデンスがあったからといって，それらをすべての患者に用いねばならないわけではなく，有効な治療法でもあえて使わない選択肢も認めるべきであると述べている．保健活動のなかで接する人々は，それぞれ多様な生活背景，価値観，文化，思い，取り巻く状況をかかえており，保健師はそういったさまざまな条件を深く理解し，その人々にとって最善な支援をしようとする．また，個々の人々だけでなく，集団や組織も同様であり，さらに地域レベルでも，それぞれの地理的条件や文化・政治・財政基盤，社会資源の状況など，複雑な地域特性がある．

(5) 公衆衛生領域における意思決定

治療方針の決定は医師がエビデンスをもとに患者と相談しながら行うが，公衆衛生施策の決定は，さまざまな見解をもった専門職や住民とともに行っていかなければならず，意思決定までの時間もかかる．EBPHのユーザーには4つのグループがあるといわれている[16]．1つめは，施策策定のためにエビデンスの質を知りたい行政的・管理的責任をもつ公衆衛生実践者，2つめは，地域，国，国際レベルの政策立案者，3つめは，介入の影響を受ける利害関係者，4つめは，具体的な政策やプログラムの影響を評価する，人々の健康問題を扱う研究者である．EBPHには，地域やさまざまな利害関係者の意思決定への関与，習得したことの意思決定者や利害関係者への拡散など多くの要素が含まれ，特に地域住民を意思決定や評価に参加させることが重要である[18,19]．

保健サービスを新たに導入したり，変更したりする場合も，まずは自分の部署の承諾を得たうえで，関係する部署や部門と調整し，最終的な決裁を得ることになる．場合によっては議会の承認も得る必要がある．大きな変更を伴う施策だけでなく，たとえば乳幼児健診を集団から個別にする，健診の回数を増やす・減らす，これまで育児相談で発達チェックを行っていたのをやめる，健康教室を民間に委託す

るなどの事業内容や方法の変更であっても，住民の利害や反対・賛成など多様な意見が予想されることは多々あるだろう．意思決定にかかわる人々や住民に対して，介入の科学的根拠（エビデンス）について明確に説明し合意を得ていくことが重要になる．

2）保健師にとっての EBPH の活用

（1）エビデンスを「つくる・つたえる・つかう」

「地域保健対策の推進に関する基本的な指針」（2015（平成 27）年）でも，「科学的根拠にもとづいた地域保健の推進」が目標として掲げられ，国，都道府県および市町村は，科学的根拠にもとづく地域保健対策の企画およびその実施に努める必要があるとされている．

科学的根拠（エビデンス）には「つくる」「つたえる」「つかう」の 3 つの段階があり，「つくる」とは研究により成果を見出すことであり，「つたえる」とはそれを社会に発信すること，「つかう」とはそれらの成果を検討したうえで実践に適用することである．保健師は，研究成果にもとづく科学的根拠を「つかう」，最も重要な段階の専門職である[20]．

EBPH を活用することで，最良の実践を求めてより多くの最新情報を調べたり，生産性の向上や公的・私的資源をより効率的に利用したりするといった，多くの直接的・間接的効果が期待できるともいわれている[15]．EBPH における能力は，個人レベルでも組織レベルでも必要とされる．海外における公衆衛生活動のなかでどのように EBPH が活用されているかを調べた研究では，地域における保健組織におけるプロセスでは，エビデンスにもとづいて意思決定するのではなく，解決策の妥当性を示すためにエビデンスを取り入れることを推奨している報告もある[21]．

（2）効果的な公衆衛生実践のための能力

公衆衛生実践のための 8 つのコアコンピテンシー（**表 5-12**）[22] のうち，EBPH 実践の向上のためには，3 つのスキル領域（分析/アセスメントスキル，施策化/事

表 5-12　公衆衛生実践のための 8 つのコアコンピテンシー

・情報収集/アセスメント能力
・施策策定能力
・コミュニケーション能力
・文化的能力
・地域活動の実践能力（地域づくり能力）
・公衆衛生学を用いる能力
・予算マネジメント能力
・リーダーシップ・システム思考能力

（The Council on Linkages Between Academia and Public Health Practice：Core Competencies for Public Health Professionals. 2014. https://www.phf.org/resourcestools/Documents/Core_Competencies_for_Public_Health_Professionals_2014June.pdf（日本公衆衛生学会 公衆衛生看護のあり方に関する委員会による和訳　https://www.jsph.jp/files/PHP20E5928CE8A8B3.pdf））

表 5-13　EBPH における能力

No.	タイトル	項目	レベル	能力の例
1	コミュニティの意見	C	B	エビデンスにもとづいた介入を計画・実施する前に，コミュニティの意見を得ることの重要性を理解している
2	病因論的知識	E	B	リスク因子と疾病との関係を理解している
3	地域診断	C	B	対象となる集団/地域のニーズと資源に応じて健康課題を明らかにする方法を理解している
4	多面的な連携	P/C	B	さまざまなレベルでエビデンスにもとづいた戦略によって課題に取り組むために，パートナーシップを特定し，発展させることの重要性を理解している
5	課題の簡潔な表明文の作成	EBP	B	課題への支持を得るためには，課題の簡潔な提言書を作成することが重要であることを理解している
6	助成金申請書作成の必要性	T/T	B	申請手続きの部分を含め助成金申請書作成の能力の重要性を認識している
7	文献検索	EBP	B	健康課題に関する科学文献を検索し，検索で得られた情報を要約するプロセスを理解する
8	文献検討	P	B	量的・質的データにもとづいて，エビデンスにもとづく施策の解決策を特定する
9	リーダーシップとエビデンス	L	B	エビデンスにもとづく公衆衛生介入の必要性と重要性に関して，公衆衛生専門家の強いリーダーシップの重要性を認識している
10	行動科学理論の役割	T/T	B	介入の設計・実施・評価における行動科学理論の役割を理解している
11	すべてのレベルでのリーダーシップ	L	B	エビデンスにもとづく介入を増やすため，すべてのレベルの公衆衛生リーダーシップのコミットメントの重要性を理解している
12	平易な言葉で評価	EV	I	事業や政策のインパクトを，コミュニティ，実践部門，政策立案者が理解できる言葉で伝えていくことの重要性を認識している
13	リーダーシップと変革	L	I	絶えず変化する環境のなかで意思決定を行う際に，公衆衛生専門家が効果的なリーダーシップをとる重要性を認識している
14	エビデンスにもとづく介入の変換	EBP	I	エビデンスにもとづく介入を，個々の社会の実態に合わせ変えていくことの重要性を認識している
15	問題の定量化	T/T	I	公衆衛生上の課題を定量化するうえでの記述疫学（人，場所，時間の概念）の重要性を理解している
16	事業や政策のための行動計画の策定	EBP	I	目標・目的をどのように達成するか，どのような資源が必要か，目的を達成する責任をどのように担うかの行動計画を立案することの重要性を理解している
17	健康課題の優先順位づけ	EBP	I	事業や政策の選択肢に優先順位をつけるための適切な基準・プロセスを選択して実施する方法を理解している
18	質的評価	EV	I	質的評価の価値と質的評価の実施手順を認識している
19	協働的パートナーシップ	P/C	I	エビデンスにもとづく事業や政策を立案，実施，評価する際に，研究者と実践者の間の協働的なパートナーシップの重要性を理解している

20	従来と異なるパートナーシップ	P/C	I	従来のパートナーシップだけでなく，プランナーや運輸部門などとのパートナーシップなど，非伝統的と見なされてきたパートナーシップの重要性を理解している
21	システマティック・レビュー	T/T	I	効果的な介入について検証するシステマティックレビューの理論的根拠，使い方，および有用性を理解している
22	量的評価	EV	I	測定の妥当性と信頼性の概念を含む量的評価アプローチの重要性を認識している
23	助成金申請書作成の技能	T/T	I	申請プロセスに関連する手順の概要を含む，助成金獲得の能力がある
24	健康の公平性	P/C	A	公衆衛生事業や政策の開発・実施において健康の公平性に取り組む能力がある
25	経済評価の役割	T/T	A	公衆衛生上の意思決定を行う際に，経済データと戦略を使用してコストと結果を評価することの重要性を認識している
26	政策概要の作成	P	A	エビデンスにもとづく介入を用いて課題に取り組むための簡潔な政策概要を書くことの重要性を理解している
27	評価のデザイン	EV	A	特に準実験（非無作為化）デザインを中心に，事業評価に役立つさまざまなデザインを理解している
28	コミュニケーション	P	A	フォーマル（ニュースレターなど）・インフォーマル（昼食の会話など）な方法を使用して，さまざまな政策関連のステークホルダーと効果的にコミュニケーションする能力がある
29	エビデンスにもとづく研究を政治家に伝える	P	A	関心や政治的支援と資金を得るために，エビデンスにもとづく介入に関する私たちの知見を政策立案者に伝える創造的な方法を考え出すことの重要性を理解している

レベル：A＝advanced（上級者）I＝intermediate（中堅者）B＝beginner（初心者）
項目：C＝community-level planning（地域レベルの計画），E＝etiology（病因学），EV＝evaluation（評価），EBP＝evidence-based process（エビデンスにもとづくプロセス），L＝leadership（リーダーシップ），P＝policy（政策），P/C＝partnerships & collaboration（パートナーシップと協働），T/T＝theory & analytic tools（理論と分析ツール）

業化スキル，公衆衛生科学スキル）が関連するとされている[1]．これらのEBPHのコンピテンシーで，特に何に重点をおくかは，公衆衛生従事者の専門分野（職種）によって異なる．

　また，EBPHにおける具体的な能力とその例，経験に応じたレベルについても示されており（**表5-13**）[1]，初心者，中堅者，上級者ごとに求められる能力が提案されている．保健師の初学者である学生にとって，まずは初心者としてどのレベルが求められているのかを知り，能力開発をしていく必要がある．

　さらには，EBPHの専門家に必要なトレーニングとしてのフレームワークが示されている（**図5-12**）[23]．公衆衛生の専門家は，支援の適切性の根拠となるエビデンスをしっかり確認し，それを協働者や住民にわかりやすく提示しながら，施策化のプロセスを遂行していく能力が求められる．

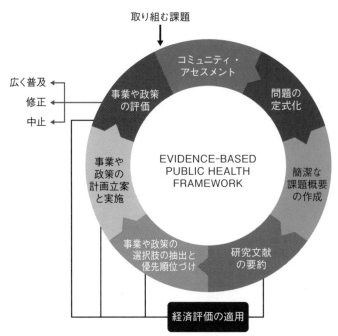

図 5-12 EBPH 専門家トレーニングのフレームワーク
（Jacob, R. R. et al.：Preparing Public Health Professionals to Make Evidence-Based Decisions：A Comparison of Training Delivery Methods in the United States. Front Public Health, 2018. doi：10.3389/fpubh.2018.00257 を筆者和訳）

3）実践においてエビデンスをつかう

　保健師が日常で遭遇する疑問を出発点として，1 人ひとりの保健師が保健活動においてどのようにエビデンスを活用できるか，シナリオを通して考えてみよう.

　　A さんは，無事に保健師国家試験に合格し，B 保健所に保健師として就職し，感染症担当になりました. B 保健所の管内には，飲食店やカラオケボックスなどが多い繁華街や，路上で生活している人々が住んでいる大きな公園があります.

　　新人の A さんは，主に結核を担当することになりました. B 保健所には，DOTS（直接服薬確認療法）のために窓口を訪れる人が数名いて，A さんは頻繁にその対応に追われています. 基礎教育では結核の治療に DOTS が重要であることは学びましたが，DOTS には人手も時間もかかっているのに脱落する人もでています. 感染症担当の業務はほかにもたくさんあるのに，DOTS が効果的な支援なのか，疑問に感じてきました.

　　ある日 A さんは，2 年先輩の C 保健師に「DOTSって，本当に意味があるのでしょうか…」と尋ねてみました. C さんは少し考えこんで，「うん，わたしもそんなふうに思ったことがあるよ. 決まっているからやらなきゃいけないけど，効果があるのかどうか，よくわからないよね. でも，もやもやしたまま支援をし

ているより，一度調べてみてもいいんじゃない？」と言いました．
　そこで，Aさんは新人勉強会の課題として，DOTSは効果的かどうかについて調べてみることにしました．

【考えてみよう】

1. Aさんの疑問は何か？　PICOは何か？
2. 文献検索での検索式を考えてみよう．
3. 検索式を使って，適切なデータベースで検索してみよう．
4. 得られた文献についてクリティークをしてみよう．先行研究ではどのようなエビデンスがあるといえるか？
5. Aさんはどのようにエビデンスを実践に適用できるか？

【参考例】

1. Aさんの疑問は何か？　PICOは何か？
　Aさんの知りたいことは何だろうか．「DOTSは意味があるのか？」という思いがあるが，DOTSという支援方法は本当に効果があるのかということがAさんの疑問だと考えられる．
　　P：退院後の結核患者
　　I：地域DOTSをする
　　C：地域DOTSをしない
　　O：服薬治療を完了できる割合が高い
⇒「退院後の結核患者」に「地域DOTS」を行うと，「地域DOTSをしない」場合と比べて，「服薬治療を完了できる割合が高い」というPICOが考えられる．

2. 文献検索のための検索式を考えてみよう
　文献を探す際の検索式は，PICOから導くことができる．「結核」と「DOTS」は必須であるが，日本語での検索と英語での検索で，それぞれに適した検索語を用いる必要がある．また，文献が限定されすぎないよう，文献検索の結果を比較しながら，より適した検索式を検討することも大切である．

3. 検索式を使って，適切なデータベースで検索してみよう．
　今回のAさんの疑問は「治療」に関することなので，まずは医中誌，Pubmedで検索してみよう．（検索時の文献数は，ある日の時点での結果である）
〈医中誌〉
　国内の論文を探すため，医中誌で検索してみる．シソーラスでDOTSを調べてみると，「DOTS（直接監視下短期化学療法）」が統制語として示される．
　（結核/TH or 結核/AL）and（"DOTS（直接監視下短期化学療法）"/TH or DOTS/AL）で検索すると1,523文献ヒットする．
→より詳細な情報が記載されている「原著論文」に限定してみると，159文献となる．

→あまり古いデータだと参考になりづらいので，過去 10 年で区切ってみると，67
文献となる．

〈Pubmed〉

海外の文献を探すため，Pubmed で検索してみる．DOTS について，適した検
索語かどうか確かめるため，MeSH で調べてみる．「Directly Observed Therapy」
が適していそうなことがわかる．

「Tuberculosis」and「"Directly Observed Therapy"」で，フルテキストあり，
過去 10 年，英語で検索すると，394 文献となる．さらに研究方法などを限定する
ことで文献を絞ることができるが，ある程度絞れてきたら，タイトルやアブストラ
クトで，PICO に合致する内容の論文を抽出していくことができる．

〈Cochrane〉

次に，いくつかの論文をクリティークし統合しているシステマティックレビュー
を探すため，Cochrane で調べてみる．DOTS に関する 11 の RCT および準 RCT
をレビューした結果が 1 件見つけられた．

〈国内外のガイドライン〉

国内外の学会や WHO が出しているガイドラインを見つけることができる．診
療ガイドラインは，システマティックレビューを元に推奨度を検討しているので，
エビデンスとして貴重な資料となる．

4. 得られた文献についてクリティークをしてみよう．先行研究ではどのようなエ
　 ビデンスがあるといえるか？

国内外の先行研究では，DOTS がほかの方法に比べてより有効であるとはいえ
ないという結果を示している研究もみられた．また，コクランで調べてシステマ
ティックレビューの結果は，同様であった．しかし，十分な症例数が得られていな
かったり，DOTS の実施方法などの条件が異なっていたり，保健医療体制が異
なっていたり，と先行研究の結果を B 保健所管内にそのまま適用することはむず
かしいと考えられた．また，国内外のガイドラインを見てみると，国内のガイドラ
インではすべての患者に対して，外来治療においては地域 DOTS による適切な支
援を行うことが推奨され，海外のガイドラインでは，特定の患者に対して DOTS
実施を推奨している．そのほかの資料として，厚生労働省通知「結核患者に対する
DOTS（直接服薬確認療法）の推進について」があり，日本版 21 世紀型 DOTS 戦
略として，個々の患者の治療中断のリスクに応じて服薬支援の方法や頻度を検討す
ることが示されている．

5. A さんはどのようにエビデンスを実践に適用できるか？

A さんの保健所管内は，繁華街や路上生活者が多い地域である．治療中断のリ
スクが高い結核患者が多い地域であるととらえることができる．DOTS の実施は
一見効果的に感じられないかもしれないが，ハイリスク群が多い地域特性を踏まえ
ると，保健所のみでなく，関係機関と連携しながら DOTS をより効果的に進めて

いくためにも，ネットワークや会議体をつくりながら，地域DOTSを推進していく必要があるといえるのではないか．

　Aさんは，今回調べた内容（エビデンス）を所内職員や保健師と共有し，あらためて地域の資源および管内の結核患者についてアセスメントをして結核にかかわる実状を把握したうえで，地域DOTSをどのように進めていくか（服薬支援の方法や頻度など），管轄地域のなかでどのような連携体制をつくっていくか，統合的に検討していくこともできる．

4）実践においてエビデンスをつくる：実装研究

　ここまで述べてきたように，タイプⅢのエビデンス「どうやって実装するか（実践に適用するか）特定する」が求められている．研究による科学的エビデンスと，現場のプラクティスとのずれ（エビデンスプラクティスギャップ）が課題となっており，近年，さまざまなフィールドで社会実装が重要視され，保健医療福祉の分野でも，トランスレーショナル・リサーチ（Translational Research 臨床適用への橋渡し研究）や普及と実装科学（Dissemination & Implementation Science）が注目されている．

　普及と実装科学は，「実装科学とは，学際的なアプローチにより，患者，保健医療従事者，組織，地域などのステークホルダーと協働しながら，エビデンスにもとづく介入を，効果的，効率的に日常の保健医療福祉活動に組み込み，定着させる方法を開発，検証し，知識体系を構築する学問領域である」と定義されている[24]．実装研究では，エビデンスが認められた有効な介入（Evidence based intervention；EBI）をどのように現場に実装するか，実装が成功するためのさまざまな要因を探り，改善していくための戦略を見出し，さらにはそれを普及することをめざしているといえる．保健活動においても取り入れるべきエビデンスを，どのように地域における保健活動に導入していくことができるかといった実装研究に取り組んでいくことが必要である．

　実装研究の特徴として，有効性が認められている介入，ステークホルダーとの協働，実装戦略，実装アウトカムなどがある．

　ステークホルダーには，専門職のみでなく，個人，集団，組織など，かかわる人々が含まれ，現場への実装のためにはステークホルダーの特定と協働が不可欠である．

　実装戦略はEBIの保健医療従事者や組織における採用，実施を助け，持続可能にし，スケールアップさせるための方法であり，次の9クラスターに分類されている．①評価的・反復的戦略を用いる，②対話型の支援を提供する，③文脈に合わせて調整する，④ステークホルダー間の結びつきを構築する，⑤ステークホルダーの訓練と教育，⑥臨床家を支援する，⑦消費者に働きかける，⑧金銭的な戦略を活用する，⑨制度，基盤を変える[25]．

　また，実装アウトカム（**図5-13**）は実装を評価する指標であり，個人，集団，

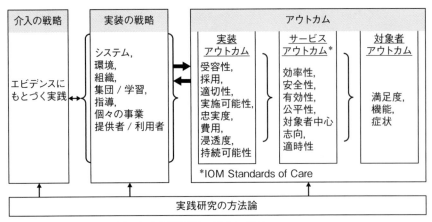

図5-13 Proctorらによる実装研究の概念モデル

（Proctor, E. et al.：Outcomes for implementation research：conceptual distinctions, measurement challenges, and research agenda. Adm Policy Ment Health, 38（2）：65-76, 2010. を筆者和訳）

組織，環境など複数のレベルで測定される．Proctorらは，実装を評価する際の変数を概念化したImplementation Outcomes Frameworkを提案し，実装アウトカムとして，受容性（acceptability），採用（adoption），適切性（appropriateness），実施可能性（feasibility）（以上4つは，ステークホルダーの認識に関するもの），忠実度（fidelity）（保健医療従事者がEBIをプロトコール通りに実施する度合い），費用（cost），浸透度（penetration），持続可能性（sustainability）の8項目に整理した[26]．

　普及と実装を評価する際には，介入（導入した介入プログラムなど）の有効性を再検証することよりも，むしろ，介入の厳格な実施や，プロセスや持続可能性などの指標が重要となってくる．そのことが，特定の集団や状況におけるエビデンスにもとづく介入の普及を促進することにつながっていく．

● 文献

1) Brownson, R. C.：Evidence-Based Public Health. 3rd ed, Oxford University Press, 2017.
2) Green, L. W. et al.：Diffusion theory and knowledge dissemination, utilization, and integration in public health. Annu. Rev Public Health, 30：151-174, 2009.
3) Westfall, J. et al.：Practice-Based Research- "Blue Highways" on the NIH Roadmap. JAMA, 297. 403-406, 2007.
4) 福井次矢：EBM・臨床疫学キーワード150. 医学書院，2006.
5) 林　謙治：根拠に基づく健康政策へのアプローチ．保健医療科学，49（4）：346-353, 2000.
6) 厚生省健康政策局研究開発振興課医療技術情報推進室：わかりやすいEBM講座．厚生科学研究所，2000.
7) Guyatt, G. H.：Evidence-based medicine. ACP Journal Club, 114：A16, 1991.
8) Glasziou, P. P. et al.：Evidence-based practice workbook. 2nd ed., BMJ, 2007, p23.
9) OCEBM Levels of Evidence Working Group："The Oxford Levels of Evidence 2". Oxford Centre for Evidence-Based Medicine, 2011. https://www.cebm.ox.ac.uk/resources/levels-of-evidence/ocebm-levels-of-evidence [Accessed 2021.5.26]
10) Spencer, L. M. et al.：Seeking Best Practices：A Conceptual Framework for Planning and Improving Evidence-Based Practices. Prev Chronic Dis, 10：E207, 2013. doi：10.5888/pcd10.130186.

11）Satterfield, J. M. et al.：Toward a transdisciplinary model of evidence-based practice. Milbank Q. 87
（2）：368-390, 2009.

12）EQUATOR Network：Enhancing the QUAlity and Transparency Of health Research. https://www.
equator-network.org/ ［Accessed 2021.5.26］

13）Jenicek, M.：Epidemiology, evidence-based medicine, and evidence-based public health. Journal of
Epidemiology Community Health, 7：187-197, 1997.

14）Kohatsu, N. D. et al.：Evidence-based public health：an evolving concept. Am J Prev Med, 27（5）：
417-421, 2004.

15）Vanagas, G. et al.：Evidence-based public health 2017. BioMed Research International, 2017. doi：10.
1155/2017/2607397

16）Brownson, R. C. et al.：Building capacity for evidence-based public health：reconciling the pulls of
practice and the push of research. Annu Rev Public Health, 39（1）：27-53, 2018.

17）南郷栄秀：いま再び正しく EBM を．2018．http://spell.umin.jp/thespellblog/?p=99 ［Accessed 2021.
5.26］

18）Brownson, R. C. et al.：Evidence-based public health：a fundamental concept for public health practice.
Annu Rev Public Health, 30（1）：175-201, 2009.

19）Brownson, C. A. et al.：Scaling Up Evidence-Based Public Health Training. Preventing Chronic Disease,
15：1-8, 2018. DOI：10.5888/pcd15.180315

20）麻原きよみ：保健師活動と根拠（エビデンス）．地域保健，47（3）：10-17, 2016.

21）Curtis, K. et al.：Factors influencing application of behavioural science evidence by public health
decision-makers and practitioners, and implications for practice. Preventive Medicine Reports, 12：
106-115, 2018.

22）The Council on Linkages Between Academia and Public Health Practice：Core Competencies for Public
Health Professionals. 2014. https://www.phf.org/resourcestools/Documents/Core_Competencies_for_
Public_Health_Professionals_2014June.pdf. ［Accessed 2021.5.26］

23）Jacob, R. R. et al.：Preparing Public Health Professionals to Make Evidence-Based Decisions：A Com-
parison of Training Delivery Methods in the United States. Front Public Health, 2018. doi：10.3389/
fpubh.2018.00257

24）D&I 科学研究会：普及と実装研究（D&I 研究）ポリシー．https://www.radish-japan.org/resource/re
search_policy/index.html ［Accessed 2021.5.26］

25）島津太一：研究から得られたエビデンスを日常臨床に届けるために必要な戦略．精神医学，62（1）：
73-82, 2020.

26）Proctor, E. et al.：Outcomes for implementation research：conceptual distinctions, measurement chal-
lenges, and research agenda. Adm Policy Ment Health, 38（2）：65-76, 2010.

1. 主要国の保健師・地域看護師の専門能力

　保健師・地域看護師の専門能力について，基準や指標の開発，更新を続けている，英国，米国，カナダの実際を紹介する．

1）英国

　英国の公衆衛生を担う看護職のなかで最も歴史の長いヘルスビジターは，高い乳児死亡率に対応するため1862年に初めて自治体に任命された[1]．自治体での正式な採用となったのは，1892年のバッキンガムシャー州であり，これには公衆衛生の先駆者として多くの功績を残したNightingale, Florenceがかかわっていたという[2]．

　英国の保健師（Specialist Community Public Health Nurse；SCPHN）教育における専門能力の習熟度基準[3]には，そのヘルスビジターが，1977年に作成し，1992年，2006年と改訂を重ねてきた「ヘルスビジティングの原則（The Principles of Health Visiting）」の4つの原則が[4]，基準の4領域に採用されている（**表6-1**）．もうひとつは，英国の保健関係部局から委任・監督を受けた非営利団体「Skills for Health」が2004年に作成した「全国公衆衛生実践業務基準（National Occupational Standards for the Practice of Public Health）」の10領域[5]が基準の原則に採用されている（**表6-1**）．この業務基準は，「国民保健サービス（National Health Service；NHS）」における職場の人事考課の指標である「知識と技能枠組み（Knowledge and Skills Framework；KSF）」[6]との整合性も図られている．

　上記にもあげたように，英国では，専門能力基準や指標の開発が非常に充実している．特に，Skills for Health は，英国全体の健康にかかわる多様な職種の専門能力基準とトレーニングプログラム，評価機構などを構築し，年々改善を図り持続可能な質保証体制を組んでいる．求められるコンピテンシーも，働く領域や職種，役職等に応じ簡単に検索できるシステムを設定する[7]など，個人や組織の能力開発を支援している．

表 6-1　SCPHN の登録時習熟度基準

公衆衛生実践の原則	SCPHN における領域
1　人口集団の健康と well-being のサーベイランスとアセスメント	A　健康課題の探索 健康と well-being および特定集団のニーズに関するデータと情報を収集し構造化する. 健康と well-being および特定集団のニーズに関するデータと情報を分析, 解釈, 伝達する. 健康と社会的 well-being を向上するためにグループと個人との関係を築き維持する. リスクをもち, さらなる支援を要する個人, 家族, グループを特定する. 個人と人口集団をスクリーニングし, その結果に適切に対応する.
2　健康と well-being のための協働 3　健康と well-being を向上するコミュニティとの共同活動／コミュニティのための活動	B　健康課題の気づきを喚起 健康と社会的 well-being および関連する要因, サービス, 社会資源についての気づきを高める. 協働する活動を発展, 維持, 評価する. 健康と well-being の増進について個人, グループ, コミュニティと意見交換する. グループと個人が健康と社会的 well-being 向上のためにとれる行動に関する気づきを高める. 必要に応じ代弁者の役割を担い, 家族とコミュニティを含む個人とグループが利用可能なサービス, 情報, スキルに影響を与えたり活用できたりする力量と自信を高める. 特定の危機から公衆の健康と well-being を護るために関係者と活動する.
4　健康プログラムとサービスの開発と不平等の是正 5　健康と well-being を向上する政策と戦略の開発と実施 6　健康と well-being を向上する研究と開発	C　健康に影響する政策への関与 健康と well-being を向上するプログラムやプロジェクトの企画, 実施, 評価を関係者と協力して行う. 地域や場における個人, 家族, グループへのサービス提供と支援ネットワークを確認, 評価する. 健康と well-being を向上するために政策を評価し, 変革を提案する. 広範な地域で働く人々の環境, well-being, 保護を考慮して, 健康と安全に関する法律と認可された実践規範を解釈, 適用する. 政策立案に貢献する. 健康に影響する政策に関与する. 研究, エビデンス, 評価に基づいて, 実践活動を開発, 実施, 評価, 改善する.
7　人口集団の健康と well-being の増進と保護 8　評価の慣例のなかでの品質とリスク管理の発展 9　健康と well-being のための戦略的リーダーシップ 10　健康と well-being を向上する自己, 人々, 社会資源への倫理的対処	D　健康づくりを強化する活動の促進 健康と well-being に関するニーズとリスクの発生を予防するために関係者とパートナーシップを組んで活動する. 特定のリスクに際し, 公衆の健康と well-being を保護するために関係者とパートナーシップを組んで活動する. 対人関係における虐待や暴力を予防, 確認, 最小化し, 子どもやそのほかの弱者を保護し, 必要に応じて実際の, あるいは潜在的な虐待や暴力にかかわる事例の管理を開始する. リーダーシップのスキルを適用し, 健康と well-being を向上するプロジェクトを管理する. 個人とグループの健康と well-being を向上するプログラムを企画, 実施, 評価する. チーム, 個人, 社会資源に倫理的, 効果的に対処する.

2）米国

　米国では，クワドカウンシル（Quad Council Coalition of Public Health Nursing Organizations；QCC）を前身にもつ公衆衛生看護組織協議会（Council of Public Health Nursing Organizations；CPHNO）が 2020 年より活動を開始した[8]．その ミッションは，公衆衛生看護学の教育，実践，リーダーシップ，研究を推進し，地 域社会の健康を改善することである．CPHNO は 7 つの団体と，連携団体 （Council on Linkages Between Academia and Public Health Practice）で構成され ている（**表6-2**）．

　保健師の専門能力については，QCC が 2018 年に更新した「Community/Public Health Nursing［C/PHN］Competencies」を継承している．C/PHN コンピテン シーは，公衆衛生関連の各種コンピテンシーを包含した内容であり[9]，コアコンピ テンシーと同じ 8 つのドメインと，キャリアステージ別の 3 層構造を有しており， さまざまな実践環境で，初級レベルから上級管理職までの保健師が使用できるよう になっている．各ドメインの各層に 5～23 個，全部で 330 個のスキルが示されてお り，各層間の対応があることから，おのおのの保健師が次のレベルをめざしやすい 構造になっている．

　表 6-3 には，スタッフレベルの実践・教育に適用できるように開発された C/PHN コンピテンシー評価ツールを示す[9]．各ドメインの重要なスキルを抜粋し て作成され，60 個のスキルと行動で構成されており，各スキルについては，次の 3 段階で評価して活用する．

◆満足（S）：安全なパフォーマンスを行い，期待されるスキルを発揮し，看護 の原則を適用している．

◆改善が必要（NI）：常に満足のいくレベルの実践行動ができていない．

◆不満足（U）：不十分なパフォーマンスであり，スキルの欠如，安全でない看 護実践，不十分な知識の深さ，または看護原則の適用を示す．このレベルの看 護師として期待される機能を果たしていない．

　特定の職務内容を反映させるために，必要に応じてコンピテンシーを追加した

表6-2　CPHNO を構成している 7 つの団体

①健康的な環境のための看護師同盟　Alliance of Nurses for Healthy Environments （ANHE）
②米国看護協会　American Nurses Association（ANA）
③米国公衆衛生協会・公衆衛生看護部門　American Public Health Association - Public Health Nursing Section（APHA-PHN）
④地域保健看護教育者協会　Association of Community Health Nursing Educators （ACHNE）
⑤公衆衛生看護師協会　Association of Public Health Nurses（APHN）
⑥全米スクールナース協会　National Association of School Nurses（NASN）
⑦へき地看護師団体　Rural Nurse Organization
　（アルファベット順に記載．①③④⑤が前身の QCC の構成団体である）

表 6-3　C/PHN コンピテンシー評価ツール

Ⅰ．アセスメント・アナリティック・スキル
1. 複数のデータを用いて，健康の決定要因を含め，個人と家族の健康状態とヘルスリテラシーを評価する（1A1）
2. 生態学的視点と疫学的データを用いて，人口集団の健康リスクを特定できる（1A2a）
3. 個人，家族，コミュニティの健康に影響を与える有効かつ信頼性の高いデータを解釈し，評価プロセスにかかわったすべての人が理解できるような比較を行うことができる（1A5）
4. 量的・質的な公衆衛生看護データを活用し，包括的なコミュニティのヘルスアセスメントに貢献する（1A7）
5. データと情報の収集，維持，活用，普及において，倫理的，法的，政策的なガイドラインと原則を適用する（1A8）
6. コミュニティや人口集団の健康を促進するために，さまざまな分野のエビデンスにもとづく戦略や有望な実践方法を用いることができる（1A11）

Ⅱ．政策開発とプログラム計画のスキル
1. 公衆衛生プログラムや政策が，集団内の個人，家族，グループに与える影響や可能性を説明できる（2A2）
2. 個人，家族，グループのためのプログラムの目標と目的の開発において，組織の戦略的計画と意思決定の方法を用いることができる（2A5）
3. 法規制に沿った公衆衛生看護サービスを計画できる（2A6b）
4. 確立された方針とプログラム実施ガイドラインの遵守を保証しながら，組織計画の開発においてチームメンバーとして機能する（2A7）
5. 組織の手順と方針を遵守する（2A8）
6. 疎外された／不利な立場にある人々の健康と福祉に影響を与える意思決定に関与する戦略を実施するために，プログラム計画のスキルと CBPR（協力，考察，能力開発など）を使用する（2A9）

Ⅲ．コミュニケーションスキル
1. 健康増進と疾病予防活動を導くのに役立った人口集団の健康，リテラシー，およびヘルスリテラシーを決定する（3A1）
2. 個人，コミュニティ，関係者とのあらゆるコミュニケーション様式（口頭，非口頭，書面，電子メールなど）に，批判的思考と文化的認識を適用する（3A2）
3. ヘルスケアプログラムやサービスを計画・提供する際に，個人，家族，グループからの意見を取り入れる（3A3）
4. さまざまな方法を用いて，人口集団内の個人，家族，グループに公衆衛生情報を広めることができる（3A4）
5. 目標とする健康情報のプレゼンテーションを作成する．グループ，同業者，関係機関を含む複数の聴衆に情報を伝える（3A5a&b）
6. コミュニケーションモデルを使用して，個人，家族，グループと効果的に，また専門家間のチームや学際的なパートナーシップの一員としてコミュニケーションをとる（3A6）

Ⅳ．カルチュラル・コンピテンシー・スキル
1. 多様な個人，家族，グループに対応する際に，健康の決定要因を効果的に用いることができる（4A1）
2. 個人，家族，グループに対して，文化的に配慮した公衆衛生看護サービスを提供できる（4A3）
3. 個人，家族，グループにサービスを提供する際，職場環境で証拠にもとづく文化的モデルの使用を実証する（4A5）

Ⅴ．コミュニティの次元での実践スキル．
1. コミュニティ内の個人，家族，グループの健康を改善するために，コミュニティの組織やシステム間の公式および非公式の関係ネットワークを利用する（5A2）
2. コミュニティ内の個人，家族，グループの健康に影響を与える公衆衛生問題に取り組むために，必要な関係者を選ぶ（5A3a）
3. 健康を促進し，個人，家族，グループにサービスを提供するために，政府，民間，非営利部門を含むコミュニティのアセッツや資源を利用する（5A5）
4. 個人，家族，グループのための公衆衛生プログラムとサービスを構築するために，さまざまな情報源からの情報を利用する（5A6）
5. 個人，家族，グループに対するコミュニティ参加戦略の有効性を示す証拠を確認する（5A8）

Ⅵ. 公衆衛生科学のスキル
　1. 個人，家族，グループの健康増進と疾病予防のための介入を計画する際に，健康の決定要因と，公衆衛生学と看護学のエビデンスにもとづく実践を用いる（6A1）
　2. 個人，家族，人口集団に対するハザードや脅威を評価し，自然環境や建築環境（化学物質や製品など）にさらされたり，傷ついたりするリスクを軽減する（6A2b）
　3. 人口集団レベルのプログラムにおいて，エビデンスにもとづく実践を行い，公衆衛生の中核的機能と10の必須公衆衛生サービスの達成に貢献する（6A3）
　4. 公衆衛生情報にアクセスするために，さまざまな情報源や方法を使用する（例：GISマッピング，コミュニティヘルスアセスメント，市町村/都道府県/国の情報源）（6A5）
　5. 公衆衛生看護実践に役立つ研究成果を利用する（6A6a）
　6. 患者の守秘義務と被験者保護の要件を遵守していることを明示する（6A7）
Ⅶ. 財務計画と評価および管理のスキル
　1. 公衆衛生上の事象（感染症の発生，自然災害，人為的災害など）における緊急時の準備と災害対応における公衆衛生看護師の役割を説明する（7A2）
　2. 予算の制約が，個人，家族，グループへの公衆衛生看護サービスの提供に与える影響を解釈する（7A5）
　3. 組織の予算の優先順位が個人，グループ，コミュニティに与える影響を説明する（7A6）
　4. 予算の優先順位を伝えるために，公衆衛生看護サービスとプログラムのニーズを説明する（7A7）
　5. 個人，家族，グループに対するサービスを評価するためのデータを特定できる（7A8a）
　6. 個人，家族，グループへの公衆衛生看護サービスに関連する公衆衛生情報学のスキルを使用する（7A11）
Ⅷ. リーダーシップとシステム思考のスキル
　1. 個人，コミュニティ，組織とのすべてのかかわりの基礎として，公衆衛生と公衆衛生看護のあらゆる側面における倫理的な実践基準を明示する（8A1）
　2. システム思考を個人，家族，グループに対する公衆衛生看護の実践に適用する（8A2）
　3. 関係者会議に参加し，コミュニティ活動のための共有ビジョン，価値観，原則を確認する（8A3）
　4. 公衆衛生看護の実践に影響を与える内的・外的要因と，多職種間協働の機会を確認する（8A4a）
　5. 生涯学習，専門能力開発，アドボカシーへの個人的なコミットメントを示す（8A6）
　6. 専門家間のチームや作業グループの発展を促進する（8A8）

専門家としての行動
　1. 実践現場で専門家としての説明責任を果たす
　2. 個人，家族，およびコミュニティをケアする意欲と能力を示す
　3. 時間どおりに，十分な準備をして実践に参加する
　4. 守秘義務，倫理的原則と実践，コミュニケーションなど，専門的な看護基準を厳守する
　5. 常にプロフェッショナルな身だしなみを整えている
　6. 臨床現場においてエビデンスにもとづいた実践を行う
　7. 基本的な看護技術（バイタルサイン，フィジカルアセスメント，環境アセスメント，コミュニケーション，引継ぎ）に精通していることを示す
　8. 実践チームの内外で協力的に働くことができる
　9. 実務監督者，関係機関スタッフ，ピアグループのメンバーからの建設的なフィードバックを受け入れる
　10. 共同プロジェクトに積極的に参加し，グループ内のすべての約束事を守る
　11. 実務上の監督者および／または関係機関スタッフの指示に一貫して従う
　12. 個人的と専門的な強み，役割，実践の範囲を振り返る能力を常に発揮している
　13. 必要に応じて助言や相談を求め，活用し，提供する
　14. 専門家間および／または関係職種間のコンタクトを常に確立している
　15. 同僚のケアプランにアイデアを提供する
　16. 専門家間のチームのなかで効果的に働く

り，組織のニーズに合わせてツールを適合させたりすることができる．また，業務上求められる専門家としての行動項目がオプションで追加されており，これも必要に応じて変更できる．

3) カナダ

Community Health Nurses of Canada（CHNC）は，1987 年に設立され地域で働くすべての看護師の質保証を担ってきた．「カナダ地域看護専門家実践モデル／実践スタンダード」は，スコーピングレビューとデルファイ調査を経て，2011 年版の 7 領域から 2019 年に 8 領域に更新されている（**表 6-4**）[10-13]．地域看護師の専門領域には，Public Health（Public Health Nurse；PHN），Home Health（Home Health Nurse；HHN），RN in Primary Care/Family Practice Nurses（FPN），Rural and Remote Community Health Nurses（CHNs）がある[10]．

表 6-4 は，8 つの領域の概説と，PHN の専門領域での実践例である[12]．ここでは公衆衛生看護は，公衆衛生学，看護学，社会・環境科学，研究などの知識を活用し，これらをプライマリー・ヘルスケア，疾病・傷害予防，コミュニティ参加，コミュニティ開発，健康の社会的決定要因，健康の公平性などの概念と統合することで，人々の健康を促進，保護，維持することを目的としていること，および公衆衛生の本質的な機能は，健康増進，疾病・傷害予防，健康保護，サーベイランス，人々の健康アセスメント，および緊急時の準備と対応である[14] ことが引用されている．

表 6-4　カナダ地域看護専門家実践モデルと実践スタンダード 2019 版における地域看護師
（CHN）の 8 つの実践スタンダードとその概説，および保健師（PHN）の場合の実践例[12]

実践スタンダード	概説	保健師の実践例
1．ヘルスプロモーション Health Promotion	CHN はヘルスプロモーションを実践に組み込む． ヘルスプロモーションとは，人々が自分の健康をコントロールし，改善できるようにするプロセスである．個人，家族，グループ，コミュニティ，人口，システムに関与する．	PHN は，コミュニティと協力して，町や自治体の禁煙化を提唱する．
2．予防と健康保護 Prevention and Health Protection	CHN は，社会生態学的モデルを用いて，予防と健康保護の活動を実践に組み込む． これらの活動は，病気やけがの発生とその影響を最小限に抑えるために，政府の法律や看護基準にもとづいて実施される．	PHN は，親の団体や警察と協力して，メディアを通じてチャイルドシートの適切な設置を促進したり，1 対 1 でアセスメントや指導を行ったりするいくつかのクリニックを実施している．
3．健康の維持・回復・緩和 Health Maintenance, Restoration and Palliation	CHN は，健康の維持，回復，緩和を実践に取り入れている．	PHN は，結核患者の生活の場で，直接観察療法（DOT）を行う．
4．プロフェッショナルな関係 Professional Relationships	CHN は，他者と協力して，専門的・支援的な関係を確立し，構築し，育んでいく．これらの関係には，クライアントの参加と自己決定の最適化が含まれる．	PHN は，家族の健康を維持するために，多世代の家族や幼い子どものいる家族と支援的な関係を築く． PHN は，専門家間の関係（キーインフォーマント，利害関係者，政治家，聖職者など）を構築する．
5．キャパシティビルディング（能力開発） Capacity Building	CHN は，クライアントとパートナーを組み，能力開発を促進する．焦点は，健康に対するバリアを認識し，既存の強みを動員して構築することである．	PHN は，高校の保健行動チームのパートナーとして，生徒，保護者，教師，行政，地域のパートナーを動員し，学校コミュニティの強みとニーズを特定し，若者のあいだで拡大している VAPE（液体加熱式電子タバコ）吸入行動に優先順位をつけ，計画，実施，評価を行う．
6．健康の公平性 Health Equity ※ 2011 版ではアクセスと公平性　今回新名称に変更 健康の公平性の定義：すべての人（個人，グループ，コミュニティ）が，社会的，経済的，態度的，政策的，環境的な条件によって不利にならず，健康の潜在能力を最大限に発揮する機会を公平にもつこと．	CHN は，健康の決定要因の影響を認識し，健康的な公共政策を提唱するなどの行動を実践に取り入れる．個人や社会レベルでの健康の公平性を促進することに焦点を当てる．	PHN は，禁煙メッセージが文化的に安全ではなく，先住民の現実と文化に配慮したものではないことを確認する．「真実・和解の委員会」からの提言を受けて，PHN は先住民を含めた関係者と共に，コミュニティ・コンサルテーション・プロセスを開始する．
7．エビデンスに精通した実践 Evidence Informed Practice	CHN は，最良のエビデンスを用いて看護実践を行い，クライアントが十分な情報を得たうえで意思決定できるよう支援する．	PHN は，学齢期の子どもを対象とした，身体的リテラシーに関する新しいプログラムを開発する．この際，計画の指針となる最良のエビデンスを見つけるために，迅速なレビューを行うことを決めた．
8．専門家としての責任と説明責任 Professional Responsibility and accountability	CHN は，自律的な実践の基本要素として，専門家としての責任と説明責任を果たす．	ある PHN は，「危害低減」にもとづいた注射針交換プログラムで働くことになった．彼は「危害低減の原則」を受け入れることができず，自身の思い込みを理解して変更するために，個人的に，また上司と一緒に反省的実践を行った．

●文献

1) Adams, C.：A paper by Cheryll Adams on the History of Health Visiting. Institute of Health Visiting, 2012.
   https://ihv.org.uk/about-us/history-of-health-visiting/a-paper-by-cheryll-adams/
2) Bryar, R.：Florence Nightingale：Public Health Nursing Pioneer. Institute of Health Visiting, 2020.
   https://ihv.org.uk/about-us/history-of-health-visiting/florence-nightingale-public-health-nursing-pioneer-by-professor-rosamund-bryar/
3) Nursing and Midwifery Council（NMC）：Standards of proficiency for specialist community public health nurses-Protecting the public through professional standards-. NMC, 2004.
   https://www.nmc.org.uk/standards/standards-for-post-registration/standards-of-proficiency-for-specialist-community-public-health-nurses/
4) Cowley, S. A., Frost, A.：The Principles of Health Visiting：opening the door to public health practice in the 21st century. CPHVA, 2006.
5) Skills for Health：National occupational standards for the practice of public health guide. 2004.
   http://www.wales.nhs.uk/sitesplus/documents/888/EnglishNOS.pdf
6) Department of Health, The NHS：Knowledge and Skills Framework（NHS KSF）and the Development Review Process. 2004.
   http://www.ksf.scot.nhs.uk/
7) Skills for Health Tools.
   https://tools.skillsforhealth.org.uk/competence-search/［Accessed 2021.5.23］
8) Council of Public Health Nursing Organizations.
   https://www.cphno.org/［Accessed 2021.5.23］
9) Quad Council Coalition of Public Health Nursing Organizations：Community/Public Health Nursing［C/PHN］ Competencies. 2018.
   https://www.cphno.org/wp-content/uploads/2020/08/QCC-C-PHN-COMPETENCIES-Approved_2018.05.04_Final-002.pdf［Accessed 2021.5.23］
10) Community Health Nurses of Canada（CHNC）：The Canadian Community Health Nursing Professional Practice Model & Standards of Practice. 2019, pp1-59.
   https://www.chnc.ca/en/standards-of-practice
11) Community Health Nurses of Canada（CHNC）：Canadian Community Health Nursing Professional Practice Model and Standards of Practice（2019）：A summary of changes. 2019.
   https://www.chnc.ca/en/membership/documents/2143
12) Community Health Nurses of Canada（CHNC）：Powerpoint presentations about the Standards now available：3. CHNC Standards‐PHN Focus. 2019.
   https://www.chnc.ca/en/standards-of-practice
13) Community Health Nurses of Canada（CHNC）：Revising the Community Health Nurses of Canada Standards of Practice：a Scoping Review. 2019.
   https://www.chnc.ca/en/membership/documents/loadDocument?id=2357&download=1
14) Stamler, L. L. et al.：Community Health Nursing：A Canadian perspective. 5th ed., Pearson Canada, 2019.

2. 諸外国の公衆衛生と公衆衛生看護

　諸外国の公衆衛生と公衆衛生看護活動に関する基礎事項を理解し，わが国における公衆衛生看護活動との比較検討により共通点や相違点を見出すことは，わが国における公衆衛生看護活動の特徴と専門性を明確化することに役立つ．また，諸外国で発表された文献を読み，公衆衛生の実践または研究の参考とする際にも，諸外国とわが国を比較検討することが重要である．

　そこで，本項では，諸外国の公衆衛生と公衆衛生看護活動に関して，概要を示すとともに，代表的な国の公衆衛生と公衆衛生看護活動について例をあげて紹介す

る．特に，わが国の政策・施策と関連する主要な外国（英国・米国・フィンランド）の制度や機関，諸外国の公衆衛生に関する現状や動向を理解するために参考となる基本的な内容を解説する．

1）諸外国の公衆衛生に関する制度と公衆衛生看護（活動の例）

　世界中で疾患および健康状態，人口構造や疾病パターンの疫学的な変化，新しい疾患か新興感染症，災害の発生，社会・政治・経済要因と環境の健康への影響，保健体制の不備，特に僻地における脆弱な貧困集団の保健医療サービスへのアクセスに関する不平等などの問題がある．このような問題に対し，プライマリ保健医療を基盤とした保健医療体制の強化が解決策のひとつとして考えられている．効果的に保健医療体制を機能させるには，適切で有能な保健分野の人材が重要である[1]．WHO は「地域看護は，集団に焦点を合わせた地域を中心としたアプローチであり，集団全体のヘルスプロモーションや集団の疾病，障害，早期死亡の予防をめざしている」と定義している[1]．

　世界ならびに諸外国の公衆衛生に関する統計値（動向）や方向性については，WHO[2] のほか経済開発協力機構（Organization for Economic Co-operation and Development；OECD）[3] などから入手できる．OECD は生活に資するよりよい政策立案に向けて機能する国際機関であり，目標は，すべての人に繁栄，平等，機会，幸福をもたらす政策を形成することである[3]．各国の制度については，各国のウェブサイト，わが国の省庁（厚生労働省・外務省・経済産業省など）ウェブサイトで日本語文献を参照できる．

　表 6-5 に，日本，英国，米国，フィンランドの公衆衛生に関する統計値と制度の比較を示した．わが国はほかの 3 カ国と比較して高齢化率，平均余命ともに高く，人口 100 万人対の看護師数・病床数が多く，肥満者の割合が少ない．英国，フィンランドは平均余命，糖尿病有病率はわが国と近く，わが国と同様に国民皆保険制度があり，保健師の国家資格を有する．米国は高齢化率が低いが，平均余命が短く，避けられる死亡者数，糖尿病有病率，肥満者の割合，国民 1 人当たりの総医療費が 4 カ国のなかでは最も高く，自由診療であり，保健師の国家資格はない．

(1) 英国

　英国は，公衆衛生の基礎がつくられた国であり，保健師の国家免許を有する国のひとつである．2004 年 8 月からわが国と同様に看護師，助産師，保健師（SCPHN）があり，保健師は 2 職種の登録制度に変更された[4]．SCPHN コースでは，ヘルスビジター，学校看護師，産業看護師，家族看護師の資格が得られる．

　ヘルスビジターは，わが国の保健師と非常に類似した活動をする職種であり，公的なヘルスセンターに所属し，担当地域制で母子保健活動を中心に行う[5]．

　英国の国レベルの公衆衛生機関は Department of Health & Social Care[6]である．また，保健医療に関する機関として，National Institute for Health and Care

表 6-5　公衆衛生に関する統計値と制度の比較―日本・英国・米国・フィンランド―

	日本	英国	米国	フィンランド
人口*	1億2,333万人 （2021年）	6,680万人 （2019年）	3億3,006万人 （2021年）	551万人 （2018年）
高齢化率（2019年）	28.0	18.5	16.2	22.1
国民1人あたりの総医療費，2018 （US$）	4,766	4,070	10,586	4,228
医師数／看護師数（人口1000人対）	2.4/11.3	2.8/7.8	2.6/11.7	3.2/14.3
病床数（人口1000人対）（2017）	13.1	2.5	2.8	3.3
平均余命（歳）	84.2	81.3	78.6	81.7
避けられる死亡 （人，10万人対死亡者数，年齢標準化）	138	189	262	184
糖尿病有病率 （％，成人，年齢標準化）	5.7	4.3	10.8	5.8
肥満者の割合：BMI≧25 （％：15歳以上人口に占める割合）	25.9	64.3	71.0	67.6
公衆衛生に関する根拠法	地域保健法 他	Public Health Act	Public Health Service Act	Health Care Act
公衆衛生関連機関 国レベル・自治体レベル	国 都道府県 市町村	国 州：ヘルスセンター	国連邦 州・市・郡	国 ネウボラ
医療保険制度	国民皆保険制度	国民保健サービス （NHS） 無料	自由診療制	国民皆保険制度
公衆衛生看護に関わる職種	国家資格有 保健師	国家資格有 SCPHN： Specialist Community Public Health Nurse）	国家資格無 看護師 専門看護師 教区看護師	国家資格有 保健師・助産師 （ネウボラナース）

（OECD Health at Glance 2019, OECD Health Statistics 2019. ＊外務省ウェブサイトより）

Excellence（NICE）[7]がある．NICE はガイドラインや基準の開発を行う機関であり，役割は国民保健サービス（National Health Services；NHS）をはじめ，そのほかの公衆衛生・社会的ケアサービスを利用する人々のアウトカムを改善することである[7]．英国では NHS を通じて原則自己負担無料で医療にアクセスできる．ただし，登録かかりつけ医（General Practitioner；GP）にかかることが原則である．

　公衆衛生看護活動に関しては，CARE program[8]として，保健師と助産師による Index of Needs（ニーズの指標）を用いて支援ニーズをアセスメントし，乳幼児を育てる親のニーズに焦点を当てた指標を用いて，親とのパートナーシップを重視した家庭訪問プログラムが行われ，この指標によるスクリーニングの結果（感度・特異度），プログラムによる効果が実証されている．

(2) 米国

　米国には，保健師資格はない．看護職が地域で働く立場には，次の場合がある．

①公衆衛生/地域看護を看護師として実践，あるいは専門看護師として実践，②在宅看護を看護師あるいは専門看護師として実践，③教区看護師として宗教文化の背景をもつ人の地区において実践，④地域において高度実践看護師として実践である[9]．

米国の国レベルの公衆衛生機関は米国保健福祉省（U.S. Department of Health and Human Services；USHHS）[10]である．また，そのほかの主要な機関として，米国国立衛生研究所（National Institute of Health；NIH）[11]がある．NIH は米国の医学・医療・生命研究を管理する機関であり，予算の配分を行うとともに，自らも多数の研究施設を有する世界最大の研究機関である[11]．わが国では日本版 NIH の仮称の下で検討が重ねられ，国立研究開発法人日本医療研究開発機構（AMED）が創設された．また，米国疾病管理予防センター（Centers for Diseases Control and Prevention；CDC）[12]も重要な公衆衛生実務機関のひとつである．CDC は米国国民の人命を救い，健康，安全，セキュリティの脅威から人々を守る機関である[12]．感染症への対応や疾病予防・健康増進に向けた啓発活動も行っている．近年，日本版 CDC の創設に向けた検討と提案がなされており，新型コロナウイルス感染症によるパンデミックにより設置の必要性に関する議論が行われている．

わが国の政策と関連する政策のひとつとして，Healthy People は 1979 年に新たな国民的健康政策として打ち出され，科学的に目標を立証された数値目標を人生の年代別に設定し，国民運動としてその目標を達する手法を取った．目標志向型健康増進施策 Healthy People 2000 は，世界の健康増進施策の世界的潮流を踏まえて設定された．現在は Healthy People 2030[13]が設定されている．同様に，わが国でも目標志向型健康増進施策として健康日本 21 が設定され，現在は健康日本 21（第二次）が示されている．

公衆衛生看護活動に関しては，米国では，1980 年代から小児科医の Olds らが保健師による家庭訪問の効果を介入研究（無作為化比較試験）により明らかにした[14]．この成果は，家庭訪問による短期的・中期的・長期的効果を示し，Nurse-Family Partnership として科学的根拠のあるサービスとされている[15]．わが国における乳児全戸家庭訪問事業の制度化につながっている．

(3) フィンランド

わが国の健やか親子 21（第 2 次計画）では，基盤課題のひとつとして「切れ目ない妊産婦・乳幼児への保健対策」が掲げられている．この対策のモデルは，フィンランドのネウボラといわれ，近年注目されている．子育て世代包括支援センターが法定化されるなか，「日本版ネウボラ」との名称の下，各地でさまざまな取り組みがなされている．

ネウボラでは，Public Nurse（わが国の保健師に相当）によって妊娠期から子育て期に至るまで切れ目ない手厚い支援がなされている[16]．Public Nurse はネウボラ以外に，学校保健師，保健センターの保健師などとして勤務する．2 年間の看護師養成課程を修めた後，1 年半の保健師専門課程を修める[17]．

　　フィンランドの妊婦とその家族は，ネウボラに勤務する担当 Public Nurse と気軽に相談できる顔の見える関係が妊娠期からできている[16,17]．わが国の場合は，保健師地区担当制を活かした母子健康手帳の有効活用により，妊娠期から子育て期に至るまで，母子と担当保健師，助産師などの関係職種をつなぐことができ，妊娠出産に関する相談先がわかりにくい，相談体制がないなどの課題を解決する方策となり得るとの提案[16]がなされている．

2）諸外国の公衆衛生看護

　　地域の健康ニーズに対応する保健施策の遂行のためには，目標と成果と継続性を結びつける支援がカギとなり，ポピュレーション・アプローチを基調とした政策展開ができる保健師の存在は必要不可欠であると考えられている[18]．

　　世界中で保健師による公衆衛生看護の実践および研究が必要とされており，保健師の専門性が求められている．近年，各国の保健師による公衆衛生看護活動についての紹介がなされている．たとえば，日本公衆衛生看護学会では，諸外国の公衆衛生看護活動を学会ホームページで紹介し[5]，「研究なう」として会員向けメールマガジンで海外の公衆衛生看護に関連する英語論文をわかりやすく日本語で紹介している．公衆衛生，公衆衛生看護学の専門雑誌で特集が組まれることもある．WHO，OECD，各国のホームページを参考にもできる．

　　2009 年以前は保健師活動の情報は世界で共有されておらず，2009 年の ICN 4 年毎大会で初めて，日本看護協会が中心となり，保健師の国際ネットワーク構築を目指したシンポジウムが企画された[18]．2012 年には国際保健師ネットワーク・プレカンファレンスが東京で開かれ，2021 年には大阪を拠点にオンラインで保健師国際ネットワーク The Global Network of Public Health Nursing （GNPHN）[19]学術集会が開催予定である．新型コロナウィルス感染症の世界的流行をきっかけに，国際学会，たとえば，米国公衆衛生学会（American Public Health Association；APHA）[20]は 2020 年にオンライン開催された．

　　諸外国の情報は，以前と比べるとインターネットや文献から入手しやすくはなったものの，公衆衛生看護の実践教育研究に携わる人との交流や対話を通じた生の情報には叶わない点がある．特に諸外国の実践者・教育研究者が一同に集う学会は貴重な機会となる．学生時代から積極的に参加してほしい．すべての方に機会があれば諸外国に足を運んで，公衆衛生および公衆衛生看護の制度や活動，各地の生活・文化に五感で触れることをお勧めしたい．

　　本項では，諸外国の公衆衛生と公衆衛生看護活動に関して，概要を示すとともに，代表的な国の公衆衛生と公衆衛生看護活動について例にあげて紹介した．世界ならびに各国の社会情勢，制度は変わっていくため，最新の情報に更新しよう．

　　海外の公衆衛生と公衆衛生看護について調べる場合は，国際機関や各国の機関の一次情報にあたるほか，入手しやすいのは文中にあげたわが国のさまざまな機関や団体の発信情報，日本語の文献をデータベースにより検索し，専門雑誌を参照とす

ることである.

研究について，海外論文の抄読や文献レビューを行う場合は，各国および対象地域の疫学や制度を可能な限り調べ，わが国の疫学や制度と比較してみよう.

実践または研究の参考にする場合は，いずれにしても，海外の公衆衛生の制度や公衆衛生看護活動が優れていると鵜呑みにしてそのまま持ち込もうとするのではなく，わが国との共通点・相違点，双方の背景を考察する. わが国に導入する場合や参考に取り入れる場合には何に留意すべきなのか（文化，制度の違いなど）を十分に検討することが重要であろう.

●文献

1) World Health Organization, Regional Office for South-East Asia：A framework for community health nursing education. 2010.
2) World Health Organization（WHO）.
   https://www.who.int/［Accessed 2021.10.9］
3) Organization for Economic Co-operation and Development（OECD）：Health at a Glance 2019.
   https://www.oecd.org/health/health-systems/health-at-a-glance-19991312.htm［Accessed 2021.10.9］
4) 岡本玲子：英国における保健師教育と新しい免許制度. 保健の科学，50（3）：148-153，2008.
5) 日本公衆衛生看護学会：諸外国の公衆衛生看護活動.
   https://japhn.jp/about_phn/overseas［Accessed 2021.10.9］
6) United Kingdom, Department of Health & Social Care.
   https://www.gov.uk/government/organisations/public-health-england［Accessed 2021.10.9］
7) The National Institute for Health and Care Excellence（NICE）.
   https://www.nice.org.uk/［Accessed 2021.10.9］
8) ケヴィン・ブラウン・他，上野昌江，山田和子・監修：保健師・助産師による子ども虐待予防「CAREプログラム」-乳幼児と親のアセスメントに対する公衆衛生学的アプローチ. 明石書店，2012.
9) 田村須賀子：米国における P/CHN 教育と質保証の仕組み. 保健の科学，50（3）：154-158，2008.
10) U.S. Department of Health and Human Services（USPHS）：https://www.usphs.gov/
11) The National Institutes of Health（NIH）.
    https://www.nih.gov/［Accessed 2021.10.9］
12) Centers for Diseases Control and Prevention.
    https://www.cdc.gov/［Accessed 2021.10.9］
13) Healthy People 2030.
    https://health.gov/healthypeople［Accessed 2021.10.9］
14) Olds, D.L. et al.：Home visiting by paraprofessionals and by nurses：a randomized, controlled trial. Pediatrics, 110（3）：486-496, 2002.
15) Nurse-family.
    https://www.nursefamilypartnership.org/about/program-history/［Accessed 2021.10.9］
16) 横山美江：ネウボラで活躍しているフィンランドの保健師と日本の保健師活動の未来. 大阪市立大学看護学雑誌，14：31-35，2018.
17) 木脇奈智子：フィンランド・ネウボラの理念と現状-ハメーリンナのネウボラナース養成校の現地調査から-. 藤女子大学 QOL 研究所紀要，12（1）：5-12，2017.
18) 塚尾晶子，井伊久美子：保健師の国際ネットワークの構築をめざして-ICN 大会でシンポジウム開催-. 保健師ジャーナル，65（10）：848-853，2009.
19) Global Network of Public Health Nursing（GNPHN）.
    https://www.gnphn.com/［Accessed 2021.10.9］
20) American Public Health Association（APHA）.
    https://www.apha.org［Accessed 2021.10.9］

資料①　地域における保健師の保健活動に関する指針

第一　保健師の保健活動の基本的な方向性

　保健師は，個人及び地域全体の健康の保持増進及び疾病の予防を図るため，所属する組織や部署にかかわらず，以下の事項について留意の上，保健活動を行うこと．

（1）地域診断に基づく PDCA サイクルの実施

　保健師は，地区活動，保健サービス等の提供，また，調査研究，統計情報等に基づき，住民の健康状態や生活環境の実態を把握し，健康問題を構成する要素を分析して，地域において取り組むべき健康課題を明らかにすること（以下「地域診断」という．）により，その健康課題の優先度を判断すること．また，PDCA サイクル（plan ─ do ─ check ─ act cycle）に基づき地域保健関連施策の展開及びその評価を行うこと．

（2）個別課題から地域課題への視点及び活動の展開

　保健師は，個々の住民の健康問題の把握にとどまらず，地域特性を踏まえて集団に共通する地域の健康課題や地域保健関連施策を総合的に捉える視点を持って活動すること．また，健康課題の解決に向けて住民や組織同士をつなぎ，自助及び共助など住民の主体的な行動を促進し，そのような住民主体の取組が地域において持続するよう支援すること．

（3）予防的介入の重視

　保健師は，あらゆる年代の住民を対象に生活習慣病等の疾病の発症予防や重症化予防を徹底することで，要医療や要介護状態になることを防止するとともに，虐待などに関連する潜在的な健康問題を予見して，住民に対し必要な情報の提供や早期介入等を行うこと．

（4）地区活動に立脚した活動の強化

　保健師は，住民が健康で質の高い生活を送ることを支援するために，訪問指導，健康相談，健康教育及び地区組織等の育成等を通じて積極的に地域に出向き，地区活動により，住民の生活の実態や健康問題の背景にある要因を把握すること．また，地区活動を通じてソーシャルキャピタルの醸成を図り，それらを活用して住民と協働し，住民の自助及び共助を支援して主体的かつ継続的な健康づくりを推進すること．

（5）地区担当制の推進

　保健師は，分野横断的に担当地区を決めて保健活動を行う地区担当制等の体制の下，住民，世帯及び地域全体の健康課題を把握し，世帯や地域の健康課題に横断的・包括的に関わり，地域の実情に応じた必要な支援をコーディネートするなど，担当する地区に責任をもった保健活動を推進すること．

（6）地域特性に応じた健康なまちづくりの推進

　保健師は，ライフサイクルを通じた健康づくりを支援するため，ソーシャルキャピタルを醸成し，学校や企業等の関係機関との幅広い連携を図りつつ，社会環境の改善に取り組むなど，地域特性に応じた健康なまちづくりを推進すること．

（7）部署横断的な保健活動の連携及び協働

　保健師は，相互に連携を図るとともに，他職種の職員，関係機関，住民等と連携及び協働して保健活動を行うこと．また，必要に応じて部門や部署を越えて課題等を共有し，健康課題の解決に向けて共に検討するなど，部署横断的に連携し協働すること．

（8）地域のケアシステムの構築

　保健師は，健康問題を有する住民が，その地域で生活を継続できるよう，保健，医療，福祉，介護等の各種サービスの総合的な調整を行い，また，不足しているサービスの開発を行うなど，地域のケアシステムの構築に努めること．

（9）各種保健医療福祉計画の策定及び実施

　保健師は，地域の健康課題を解決するために，住民，関係者及び関係機関等と協働して各種保健医療福祉計画（健康増進計画，がん対策推進計画，医療費適正化計画，特定健康診査等実施計画，母子保健計画，障害福祉計画，介護保険事業支援計画又は介護保険事業計画，医療計画等をいう．以下同じ．）を策定するとともに，それらの計画が適切かつ効果的に実施されるよう各種保健医療福祉計画の進行管理及び評価を関係者及び関係機関等と協働して行うこ

と.

（10）人材育成

　　保健師は，これらの活動を適切に行うために，主体的に自己啓発に努め，最新の保健，医療，福祉，介護等に関する知識及び技術を習得するとともに，連携，調整や行政運営に関する能力及び保健，医療，福祉及び介護の人材育成に関する能力を習得すること.

第二　活動領域に応じた保健活動の推進

　　保健師は，所属組織や部署に応じて，以下の事項について留意の上，保健活動を行うこと．なお，地方公共団体ごとに組織体制等は様々であるため，各地域や組織の実情を踏まえた保健活動を実施すること.

1　都道府県保健所等

　　都道府県保健所等に所属する保健師は，所属内の他職種と協働し，管内市町村及び医療機関等の協力を得て広域的に健康課題を把握し，その解決に取り組むこと．また，生活習慣病対策，精神保健福祉対策，自殺予防対策，難病対策，結核・感染症対策，エイズ対策，肝炎対策，母子保健対策，虐待防止対策等において広域的，専門的な保健サービス等を提供するほか，災害を含めた健康危機への迅速かつ的確な対応が可能になるような体制づくりを行い，新たな健康課題に対して，先駆的な保健活動を実施し，その事業化及び普及を図ること．加えて，生活衛生及び食品衛生対策についても，関連する健康課題の解決を図り，医療施設等に対する指導等を行うこと．さらに，地域の健康情報の収集，分析及び提供を行うとともに調査研究を実施して，各種保健医療福祉計画の策定に参画し，広域的に関係機関との調整を図りながら，管内市町村と重層的な連携体制を構築しつつ，保健，医療，福祉，介護等の包括的なシステムの構築に努め，ソーシャルキャピタルを活用した健康づくりの推進を図ること．市町村に対しては，広域的及び専門的な立場から，技術的な助言，支援及び連絡調整を積極的に行うよう努めること.

（1）実態把握及び健康課題の明確化

　　地域診断を実施し，地域において取り組むべき健康課題を明らかにするとともに，各種情報や健康課題を市町村と共有すること.

（2）保健医療福祉計画策定及び施策化

　　地域診断により明らかとなった地域の健康課題に取り組むために，目標の設定，保健事業の選定及び保健活動の方法等についての検討を行い，各種保健医療福祉計画を策定するとともに，これらの計画に盛り込まれた施策を事業化するための企画，立案，予算の確保を行い，保健活動の実施体制を整えること．また，都道府県及び市町村が策定する各種計画の策定に参画又は協力すること.

（3）保健サービス等の提供

　　地域の各種保健医療福祉計画に基づき，訪問指導，健康相談，健康教育，地区組織活動の育成及び支援等の活動方法を適切に用いて，ソーシャルキャピタルの醸成・活用を図りながら，保健サービス等を提供すること.

　　ア　市町村及び関係機関と協力して住民の健康の保持増進に取り組み，生活習慣病の発症及び重症化を予防すること.

　　イ　精神障害，難病，結核・感染症，エイズ，肝炎，母子保健，虐待等多様かつ複雑な問題を抱える住民に対して，広域的かつ専門的な各種保健サービス等を提供すること.

　　ウ　災害対応を含む健康危機管理に関して，適切かつ迅速な対応を行うことができるよう，平常時から体制を整えるとともに，健康危機の発生時には，関係職員と十分に連携を図り，協働して保健活動を行うこと．また，災害発生時においては，市町村の被災者健康管理等に関する支援・調整を行うこと.

　　エ　生活困窮者等に対し，社会経済状況の違いによる健康状態の差が生じないよう健康管理支援を行うこと.

　　オ　ソーシャルキャピタルを広域的に醸成し，その活用を図るとともに，ソーシャルキャピタルの核となる人材の育成に努めること.

　　カ　生活衛生及び食品衛生に関わる健康問題に対して，他の専門職員等と十分に連携を図り，協働して保健活動を行うこと.

(4) 連携及び調整

　　管内における保健，医療，福祉，環境，教育，労働衛生等の関係機関及び関係者の広域的な連携を図るために，所属内の他の職員と協働して協議会等を開催し，その運営を行うこと．また，管内の市町村間の連絡，調整を行うこと．

　ア　管内市町村の健康施策全体の連絡，調整に関する協議会等の運営を行うこと．

　イ　精神障害，難病，結核・感染症，エイズ等の地域のケアシステムを構築するための協議会を運営し活用すること．

　ウ　市町村の規模により，市町村単独では組織化が困難な健康増進，保健医療，高齢者福祉，母子保健福祉，虐待防止，障害福祉等に関するネットワークを構築すること．

　エ　関係機関で構成される協議会等を通じて，職域保健，学校保健等と連携及び協働すること．

　オ　保健衛生部門等の保健師は，保健師の保健活動を総合調整及び推進し，技術的及び専門的側面から指導を行うこと．

　カ　保健師等の学生実習の効果的な実施に努めること．

(5) 研修（執務を通じての研修を含む．）

　　市町村及び保健，医療，福祉，介護等に従事する者に対する研修を所属内の他の職員等と協働して企画及び実施すること．

(6) 評価

　　保健所等が行った保健活動について，所属内の他の職員とともに，政策評価，事業評価を行い，保健活動の効果を検証し，必要に応じて保健事業等や施策に反映させること．

2　市町村

　市町村に所属する保健師は，市町村が住民の健康の保持増進を目的とする基礎的な役割を果たす地方公共団体と位置づけられ，住民の身近な健康問題に取り組むこととされていることから，健康増進，高齢者医療福祉，母子保健，児童福祉，精神保健福祉，障害福祉，女性保護等の各分野に係る保健サービス等を関係者と協働して企画及び立案し，提供するとともに，その評価を行うこと．その際，管内をいくつかの地区に分けて担当し，担当地区に責任を持って活動する地区担当制の推進に努めること．また，市町村が保険者として行う特定健康診査，特定保健指導，介護保険事業等に取り組むこと．併せて，住民の参画及び関係機関等との連携の下に，地域特性を反映した各種保健医療福祉計画を策定し，当該計画に基づいた保健事業等を実施すること．さらに，各種保健医療福祉計画の策定にとどまらず，防災計画，障害者プラン及びまちづくり計画等の策定に参画し，施策に結びつく活動を行うとともに，保健，医療，福祉，介護等と連携及び調整し，地域のケアシステムの構築を図ること．

(1) 実態把握及び健康課題の明確化

　　地域診断を実施し，市町村において取り組むべき健康課題を明らかにするとともに，各種情報や健康課題を住民と共有するよう努めること．

(2) 保健医療福祉計画策定及び施策化

　　地域診断により明らかとなった市町村における健康課題に取り組むために，目標の設定，保健事業の選定及び保健活動の方法についての検討を行い，各種保健医療福祉計画を策定すること．これらの計画に盛りこまれた施策を事業化するための企画，立案，予算の確保を行い，保健活動の実施体制を整えること．

(3) 保健サービス等の提供

　　市町村の各種保健医療福祉計画に基づき，ソーシャルキャピタルの醸成・活用を図りながら，訪問指導，健康相談，健康教育，地区組織活動の育成及び支援等の活動方法を適切に用いて，保健サービス等を提供すること．

　ア　住民の身近な相談者として，総合相談（多様化している保健，医療及び福祉等に関するニーズに対応する総合的な相談事業をいう．）及び地区活動を実施し，また，住民の主体的な健康づくりを支援すること．

　イ　生活習慣病の発症及び重症化を予防するため，一次予防に重点をおいた保健活動を実施するとともに，地域の健康課題に応じて，適切な対象者に対し，効果的な健康診査及び保健指導を実施すること．

　ウ　介護予防，高齢者医療福祉，母子保健，児童福祉，精神保健福祉，障害福祉，女性保護等の各種対策に関する保健サービス等を提供すること．また，適切な受療に関する指導を行うこと．

　エ　ソーシャルキャピタルを活用した事業の展開及びその核となる人材の育成に努め，地区住民組織，ボランティア

組織及び自助グループ等の育成及び支援を行うとともに，これらとの協働を推進すること．

オ　災害対応を含む健康危機管理に関して，平常時からの保健所との連携の下，適切な対応を行うこと．また，災害を含む健康危機の発生時には，平常時の地区活動等により把握した住民や地域の実態を踏まえて，住民の健康管理等の支援活動を実施すること．

カ　生活困窮者等に対し，社会経済状況の違いによる健康状態の差が生じないよう健康管理支援を行うこと．

（4）連携及び調整

保健所や当該市町村の保健，医療，医療保険，福祉，環境，教育，労働衛生等の関係者，関係部局及び関係機関との連携を密にし，総合的な調整を図り，効果的な保健活動を展開すること．

ア　高齢者医療福祉（認知症を含む.），母子保健，児童福祉，精神保健福祉，障害福祉，女性保護等に関するネットワークや地域のケアシステムの構築を図ること。

イ　健康増進を推進するための健康づくり推進協議会等を運営及び活用すること．その際，ソーシャルキャピタルの核である人材の参画を得て，地域の健康課題を共有しながら地域保健関連対策を一体的に推進すること．

ウ　保健所との連携の下に，職域保健及び学校保健等と連携した保健活動を行うこと．

エ　保健衛生部門，国民健康保険部門及び介護保険部門においては，各部門が保有するデータ等を含め密接な連携を図り，効果的に住民の健康増進，生活習慣病予防，介護予防等に取り組むこと．

オ　保健師等の学生実習の効果的な実施に努めること．

（5）評価

保健活動について，他の職員とともに，政策評価，事業評価を行い，保健事業の効果を検証し，必要に応じて保健活動や施策に反映させること．

3　保健所設置市及び特別区

保健所設置市及び特別区に所属する保健師は，上記1及び2の活動を併せて行うこと（都道府県保健所等の機能のうち，市町村との関係に関する部分を除く.）．

4　都道府県，保健所設置市，特別区及び市町村の本庁

都道府県，保健所設置市，特別区及び市町村の本庁の保健衛生部門等に配置された保健師は，保健所，市町村等の保健活動に対して技術的及び専門的側面からの指導及び支援を行うとともに，当該地方公共団体の地域保健関連施策の企画，調整及び評価を行うこと．

（1）保健活動の総合調整及び支援を行うこと．

ア　保健師の保健活動の総合調整等を担う部署に配置された保健師は，住民の健康の保持増進を図るための様々な活動等を効果的に推進するため，保健師の保健活動を組織横断的に総合調整及び推進し，人材育成や技術面での指導及び調整を行うなど統括的な役割を担うこと．

イ　保健師の保健活動の方向性について検討すること．

ウ　保健師等の学生実習に関する調整及び支援を行うこと．

（2）保健師の計画的な人材確保を行い，資質の向上を図ること．

ア　保健師の需給計画の策定を行うこと．

イ　地方公共団体の人材育成指針に基づき，職場内研修，職場外研修，人材育成の観点から異なる部門への人事異動，都道府県と市町村（保健所設置市，特別区を含む.）間等の人事交流及び自己啓発を盛り込んだ保健師の現任教育体系を構築し，研修等を企画及び実施すること．

ウ　現任教育の実施に当たり，地方公共団体の人事担当部門，研究機関，大学等の教育機関等との連携を図り，効果的及び効率的な現任教育を実施すること．

（3）保健師の保健活動に関する調査及び研究を行うこと．

（4）事業計画の策定，事業の企画及び立案，予算の確保，事業の評価等を行うこと．

（5）所属する部署内の連絡及び調整を行うとともに，高齢者保健福祉，母子保健福祉，障害者保健福祉，医療保険，学校保健，職域保健，医療分野等の関係部門及び関係機関とのデータ等を含め密接な連携及び調整を行うこと．

（6）災害時を含む健康危機管理における保健活動の連絡及び調整を行うこと．また，保健師を被災地へ派遣する際の手続き等についてあらかじめ定めておくこと．

（7）国や都道府県等の保健活動に関する情報を関係機関及び施設に提供すること．

（8）国民健康保険団体連合会や看護職能団体等の関係団体との連携及び調整を行うこと．

（9）国や地方公共団体の保健活動の推進のため，積極的な広報活動を行うこと．

（10）その他，当該地方公共団体の計画策定及び政策の企画及び立案に参画すること．

（厚生労働省健康政策局長：健発 0419 第 1 号．平成 25 年 4 月 19 日）

資料② 看護職の倫理綱領（日本看護協会，2021年3月）

前文

　人々は，人間としての尊厳を保持し，健康で幸福であることを願っている．看護は，このような人間の普遍的なニーズに応え，人々の生涯にわたり健康な生活の実現に貢献することを使命としている．

　看護は，あらゆる年代の個人，家族，集団，地域社会を対象としている．さらに，健康の保持増進，疾病の予防，健康の回復，苦痛の緩和を行い，生涯を通して最期まで，その人らしく人生を全うできるようその人のもつ力に働きかけながら支援することを目的としている．

　看護職は，免許によって看護を実践する権限を与えられた者である．看護の実践にあたっては，人々の生きる権利，尊厳を保持される権利，敬意のこもった看護を受ける権利，平等な看護を受ける権利などの人権を尊重することが求められる．同時に，専門職としての誇りと自覚をもって看護を実践する．

　日本看護協会の『看護職の倫理綱領』は，あらゆる場で実践を行う看護職を対象とした行動指針であり，自己の実践を振り返る際の基盤を提供するものである．また，看護の実践について専門職として引き受ける責任の範囲を，社会に対して明示するものである．

本文

1. 看護職は，人間の生命，人間としての尊厳及び権利を尊重する．
2. 看護職は，対象となる人々に平等に看護を提供する．
3. 看護職は，対象となる人々との間に信頼関係を築き，その信頼関係に基づいて看護を提供する
4. 看護職は，人々の権利を尊重し，人々が自らの意向や価値観にそった選択ができるよう支援する．
5. 看護職は，対象となる人々の秘密を保持し，取得した個人情報は適正に取り扱う．
6. 看護職は，対象となる人々に不利益や危害が生じているときは，人々を保護し安全を確保する
7. 看護職は，自己の責任と能力を的確に把握し，実施した看護について個人としての責任をもつ．
8. 看護職は，常に，個人の責任として継続学習による能力の開発・維持・向上に努める．
9. 看護職は，多職種で協働し，よりよい保健・医療・福祉を実現する．
10. 看護職は，より質の高い看護を行うために，自らの職務に関する行動基準を設定し，それに基づき行動する．
11. 看護職は，研究や実践を通して，専門的知識・技術の創造と開発に努め，看護学の発展に寄与する．
12. 看護職は，より質の高い看護を行うため，看護職自身のウェルビーイングの向上に努める．
13. 看護職は，常に品位を保持し，看護職に対する社会の人々の信頼を高めるよう努める．
14. 看護職は，人々の生命と健康をまもるため，さまざまな問題について，社会正義の考え方をもって社会と責任を共有する．
15. 看護職は，専門職組織に所属し，看護の質を高めるための活動に参画し，よりよい社会づくりに貢献する．
16. 看護職は，様々な災害支援の担い手と協働し，災害によって影響を受けたすべての人々の生命，健康，生活をまもることに最善を尽くす．

索 引

公衆衛生看護学テキスト　第1巻
公衆衛生看護学原論　第2版　　　　ISBN 978-4-263-23804-2

2014 年 4 月 10 日　第 1 版第 1 刷発行
2021 年 1 月 10 日　第 1 版第 6 刷発行
2022 年 1 月 10 日　第 2 版第 1 刷発行

編　集　麻 原 き よ み
発行者　白 石 泰 夫
発行所　医歯薬出版株式会社

〒113-8612　東京都文京区本駒込 1-7-10
TEL.(03) 5395-7618(編集)・7616(販売)
FAX.(03) 5395-7609(編集)・8563(販売)
https://www.ishiyaku.co.jp/
郵便振替番号　00190-5-13816

乱丁, 落丁の際はお取り替えいたします.　　　　印刷・真興社／製本・愛千製本所